养老护理服务人员职业能力培训系列教材

养老护理服务基础

主　编：李　莉　肖建英
副主编：张莉莉
编　者：许清华　吴　馀　唐孝玲
主　审：苏　红

中国劳动社会保障出版社

图书在版编目(CIP)数据

养老护理服务基础/人力资源社会保障部教材办公室等组织编写. -- 北京：中国劳动社会保障出版社，2019

养老护理服务人员职业能力培训系列教材

ISBN 978-7-5167-3735-4

Ⅰ. ①养… Ⅱ. ①人… Ⅲ. ①老年人-护理学-职业培训-教材 Ⅳ. ①R473.59

中国版本图书馆 CIP 数据核字(2019)第 020230 号

中国劳动社会保障出版社出版发行

(北京市惠新东街 1 号　邮政编码：100029)

*

三河市华骏印务包装有限公司印刷装订　新华书店经销

787 毫米×1092 毫米　16 开本　11.75 印张　178 千字

2019 年 2 月第 1 版　2019 年 2 月第 1 次印刷

定价：33.00 元

读者服务部电话：(010) 64929211/84209101/64921644

营销中心电话：(010) 64962347

出版社网址：http://www.class.com.cn

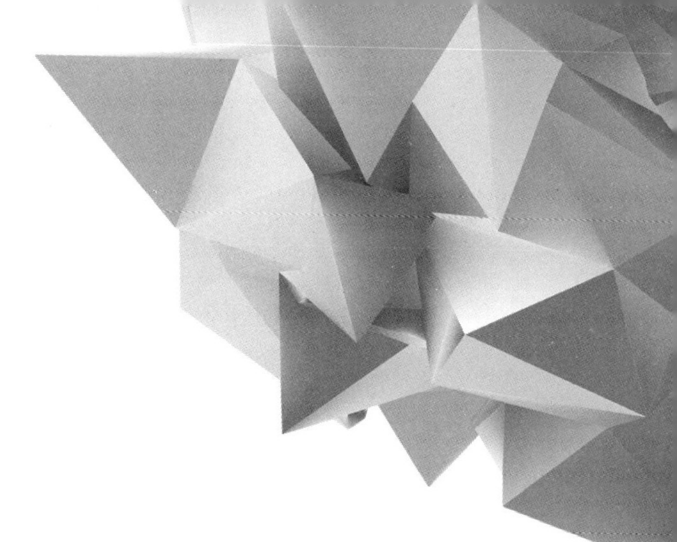

内容简介

本教材由人力资源社会保障部教材办公室、重庆城市管理职业学院健康与老年服务学院组织编写。教材从强化培养操作技能、掌握实用技术的角度出发，较好地体现了养老护理当前最新的实用知识与操作技术，对于提高从业人员基本素质、帮助其掌握养老护理核心知识与技能有直接的帮助和指导作用。

"养老护理服务基础"是养老护理服务的基础课和必修课。本教材在编写过程中，坚持"贴近社会、贴近岗位"的基本原则，体现教材的科学性、思想性、实用性、可读性和创新性。教材内容尽量做到深入浅出、通俗易懂、简明实用，为养老服务从业人员学习后续课程及从事养老护理工作奠定了基础。全书共分为5章，主要包括：养老护理服务概述，养老护理基础知识，养老护理工作方法，养老护理安全与防护，养老服务体系的相关政策与法律、法规。

本教材由重庆城市管理职业学院李莉、肖建英担任主编，张莉莉担任副主编，苏红担任主审。重庆城市管理职业学院许清华、重庆市巴南区人民医院吴馀、重庆市合川区合阳城社区卫生服务中心唐孝玲也参与了本教材的编写。第1章由李莉编写，第2章由肖建英（第1、2节）、许清华（第3节）、吴馀（第4、5节）共同编写，第3章、第5章由张莉莉编写，第4章由唐孝玲编写。

本教材既可作为养老服务从业人员的培训教材，也可作为职业院校养老护理相关专业的学习资料。

目 录

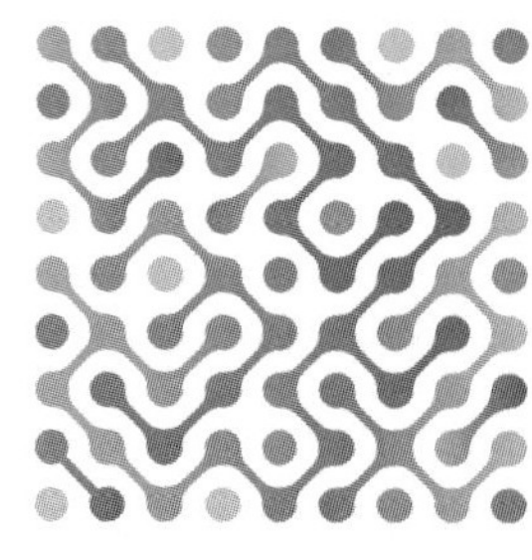

第 1 章

养老护理服务概述

第 1 节　养老护理服务的形成与发展

学习单元 1　养老护理服务产生的背景

掌握人口老龄化的概念
了解人口老龄化对社会的影响
了解马斯洛的需求层次理论
掌握老年人的护理需求

一、全球人口老龄化

1. 人口老龄化概述

自古以来，我国将 60 岁称为花甲之年，大多数发展中国家按照历史因素和当地的实际情况，也规定 60 岁为老年人的年龄起点。根据《中华人民共和国老年人权益保障法》第二条规定，我国老年人的年龄起点标准是 60 岁，凡年满 60 岁的中华人民共和国公民都属于老年人。我国现阶段将老年人分为四个年龄层次：60~79 岁为老年期，称为老年人；80~89 岁为高龄期，称为高龄老年人；90 岁以上为长寿期，称为长寿老年人；100 岁以上为百岁期，称为百岁老年人。由于全世界人口平均年龄普遍呈增长趋势，根据现代人的生理、心理结构的变化，世界卫生组织对老年人的界定提出新的划分标准，60~74 岁为年轻的老年人，75~89 岁为老年人，90 岁以上为长寿老年人。

人口老龄化是随着死亡率和生育率不断下降而必然出现的人口年龄结构的变动趋势，少儿人口比例的下降和老年人人口比例的增长都会导致人口老龄化。根据 1956 年联合国发布的《人口老龄化及其社会经济后果》确定的划分标准，当一个国家或地区 65 岁以上的老年人口占总人口的比例超过 7%时，则意味着这个国家或地区进入老龄化阶段。1982 年维也纳老龄问题世界大会上确定，60 岁以上老年人口占总人口的比例超过 10%时，意味着这个国家或地区进入严重老龄化阶段。

2. 人口老龄化对社会的影响

（1）人口老龄化对社会劳动力的影响。人口老龄化通过影响劳动年龄人口的比重，造成劳动力供给数量减少；同时，中青年劳动年龄人口劳动参与率下降，导致劳动力数量进一步减少。人口老龄化不仅对劳动力供给数量产生影响，还通过对社会劳动生产率的负作用影响劳动力供给质量。

（2）人口老龄化对市场消费的影响。老年人是一个特殊的群体，其消费倾向相较于青年人有所不同，他们更注重物品的质量而不是数量。老年人的消费需求也有所不同，老年人抵抗力弱，患病率高，对医疗消费的比例大，同时也对医疗护理提出更高的要求。因为现代人的工作压力大，对老年人的陪伴相应减少，老年人的精神需求得不到满足，这些因素都对与老年人相关的服务业提出新的挑战。

（3）人口老龄化加重国民经济负担。随着人口老龄化的发展，社会保险、社会救济和医疗卫生等社会福利的支出将不断增加，这些都会给政府带来比较沉重的财政负担。而且国民生产总值中用于老年人的费用份额大幅度增加，势必限制社会扩大再生产，影响生产部门的资本投资和经济效率，从而加重国民经济负担。

（4）人口老龄化带来养老产业的发展。21 世纪，人口老龄化是世界上许多国家面临的一项巨大挑战。而对于企业来说，老年人口就是一个藏金蕴银的大市场，也被称为“银发市场”。老龄人口的增多拉动养老护理服务需求的增长，如医疗卫生、休闲保健、托管托养、家政服务、文化娱乐、信息咨询等服务。当前我国老年人消费市场开发仍处于初级阶段，养老护理服务产品供给不足、比重偏低、质量不高，这些都不能满足老年人日益增长的服务需求。因此养老护理服务产业有着巨大的发展潜力，人口老龄化下的养老护理服务产业将为我国经济发展提供广阔的空间。

二、老年人护理需求的发展

1. 马斯洛的需求层次理论

马斯洛（A. H. Maslow，1908—1970），美国社会心理学家，人本主义心理学代表人物。马斯洛在 1943 年《人的动机理论》中首次提出需求层次理论，他认为每个人都有自己的需求和愿望，并把人的需求由低到高分为五个层次，分别为：生理需求、安全需求、爱与归属的需求、尊重的需求、自我实现的需求（见图 1—1）。在五个层次的基础上，马斯洛又将其划分为两大类：一类是基本需求或缺失性需求类，包括生理需求、安全需求、爱与归属的需求、尊重的需求。这类需求是人类生存过程中不可缺少的、普遍的生理和社会需求，属于低层次的需求；另一类是特殊类或发展类的需求，也称成长的需求或超越性的需求，主要指自我实现的需求，属于个体健康成长的高层次的心理需求。人都有这五种不同层次的需求，但在不同时期对这各种需求的迫切程度是不同的。在最高层次需求出现之前，低层次的需求必须得到一定程度的满足。低层次的需求基本得到满足之后，它的激励作用就会下降，不再保持其优势地位，

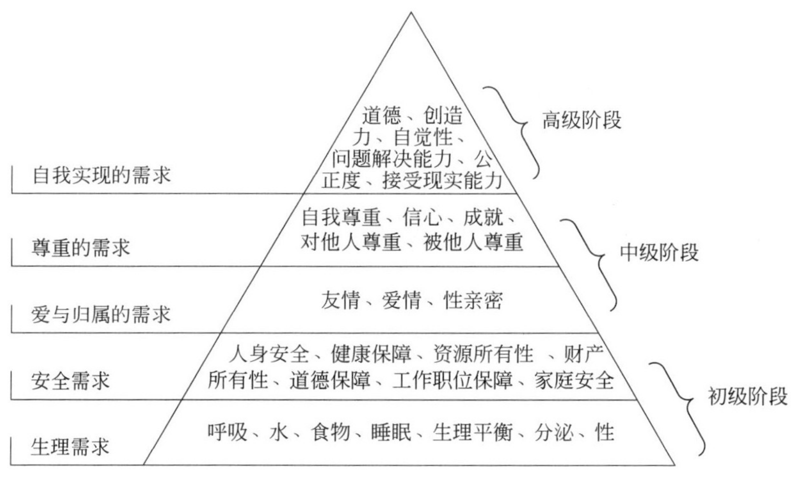

● 图 1—1　马斯洛的需求层次理论

高层次的需求便会取而代之。

2. 老年人的护理需求

马斯洛认为每个人都有上述的五种需求，但由于个体的生理、心理、社会经济特征以及所处时代的不同，各种需求的表现形式以及满足状况不可避免地被打上了个人及社会烙印。我国所面临的老龄化问题，让我们不得不深思老年人有哪些需求，其需求满足情况又是如何。

（1）生理需求。生理需求就是对生存的需求，是人的各种需求中最基本、最原始也是最强烈的一种，是推动人类发展最大的动力，也是人与动物共同具有的需求，包括食物、空气、饮水、睡眠和性等方面。对于老年人而言，经济收入是满足生理需求的基础，生理需求的质量取决于经济收入的高低。我国老年人的经济收入主要来源于退休金、劳动所得、子女供养等方面。虽然收入途径较多，但最终收入水平却低于其他年龄结构的收入水平。据有关数据统计，2014 年农村老年人人均收入 7 621 元，平均每月 635. 08 元，而农民工平均月收入达 2 864 元。由此可见，老年人的经济收入较低，从而影响其生理需求。

（2）安全需求。生理需求得到满足后，随之而来的即是安全需求。在马斯洛看来，安全需求的含义是广泛的，既包括个人安全的成分，如人们对安全、稳定的追求，也包括社会安全的成分，如人们对秩序、体制、法律等方面的需求。如果安全需求得不到满足，人们就会产生恐惧感。我国已迈入老龄化社会，人口平均预期寿命的延长，使绝大多数人能活到老年期，但这不能保证其身体的健康。老年人随着年龄的增长，机体的抵抗力随之下降，患病率大大提高，对医疗资源的需求也比其他年龄组更迫切。随着我国医疗水平的不断提高，许多疾病通过药物和手术能得到很好的治疗与控制，这也使老年人的生理安全需求得到满足。老年人的心理安全需求主要表现为消费有保障、生病有钱治，即养老保险。我国目前实施的医疗保险统筹制度只能解决离休人员和部分退休人员的医疗费用，很多城市老年人没有参加医保，至于农村老年人，其医疗状况更是问题重重。近年来推行的新型农村合作医疗制度在一定程度上缓解了农村老年人的看病问题，但是由于筹资水平低，保障能力有限以及报销比例低、门诊费用未纳入保险范围等弊端，决定了我国难以从根本上解决农村老年人的医疗保障问题。退休后的收入减少、看病难、看病贵等问题，致使老年人产生消极情绪，不利于老年人心理安全的需求。

（3）爱与归属的需求。爱与归属的需求是指个人对感情、爱、友谊和对社会群体或团体组织归属的需要，如人们需要朋友、爱人、孩子以及在群体中所处的恰当位置，渴望得到社会与团体的认可，希望与他人建立良好的人际关系。20 世纪 80 年代出生的独生子女大多已成家立业，处于“上有老、下有小”的年龄，为了生计不得不离家打拼，致使出现“空巢老人”现象。“空巢老人”普遍有种“空巢感”，也就是孤独感，这种孤独感里又增添了思念、自怜和无助等复杂的情感。有“空巢感”的老年人大都心情抑郁，惆怅孤寂。“出门一把锁，进门一盏灯”是眼下许多“空巢老人”生活的真实写照。所以，不管是家庭成员还是社会，都应对老年群体给予更多的照顾与关爱。

（4）尊重的需求。人们都有一种对于来自他人给予的稳定的、牢固不变的、通常是较高评价的需求或欲望，即希望得到别人尊重的欲望。老年人的身体逐渐衰老，难免会挫伤他们的自尊心，使其产生无价值感和无存在感。由于老年人缺少可交换的资源，所以受到尊重的程度较低。相比年轻人，他们对尊重的需求更强烈。

（5）自我实现的需求。这是人类最高级的需求，指实现个人理想、抱负、追求以及充分发挥自己潜能的欲望，即成为自己想成为的那种人。正如马斯洛所说：“一位作曲家必须作曲，一位画家必须绘画，一位诗人必须写诗，否则他始终无法宁静。一个人能够成为什么，他就必须成为什么，他必须忠实于他自己的本性。这一需要我们称为自我实现的需要。”很多老年人退休后感到困惑：“一退下来感觉不适应，找不到自身价值，老得特别快。”这在一定程度上是由于年轻一代忽视了老年人自我实现的需求所致。老年人应从事力所能及的文化生活活动。文化生活主要包括智力和体力两个方面。智力方面的文化生活包括读书、看报、写作、上老年大学等。对于离退休的高级专业人才还可以继续为社会做出贡献，发挥自身的优势。体力方面的文化生活包括体育锻炼、必要的家务劳动等。这样可以达到丰富老年生活的目的，使老年生活更有意义。

学习单元 2　我国养老护理服务的现状与发展

了解我国老龄人口现状及养老护理服务现状
了解我国养老护理服务面临的问题和发展趋势

一、我国养老护理服务的现状

1. 我国老龄人口现状

（1）我国正“大踏步式”迈入老龄化阶段且人口基数巨大。其中，60岁以上人口已占总人口的13.26%，高达1.776亿，比2000年上升2.93个百分点，65岁以上人口占总人口的8.87%，比2000年上升1.91个百分点。我国进入老龄化阶段的时间比发达国家晚，但老龄化发展速度却快于世界平均水平。我国从1980年到1999年，人口年龄构成基本从成年型过渡到老年型，而瑞典老年人口比重从7%升至14%则用了85年，老龄化速度最快的日本用了26年。我国人口老龄化速度与日本不相上下，老年人口比重从7%升至14%，预计只需要27年。我国人口老龄化呈现快速发展态势，即将成为全球人口老龄化程度最高的国家，也是世界上唯一老年人口超过1亿的国家。

（2）高龄化、空巢化、失能化严重。中国老龄科学研究中心发布的《老龄蓝皮书：中国老年宜居环境发展报告（2015）》指出，我国高龄老年人口已经达到2 500万，到2030年，老年人口预计将达到3.71亿，占总人口的25.3%。在经济快速发展的时代，人们的工作压力大，没时间照顾家中的老年人或被迫与老年人分离。2010年，城乡空巢家庭占比接近50%，部分大、中型城市达到70%，农村留守老年人口约4 000万，占农村老年人口的37%。据《第四次中国城乡老年人生活状况抽样调查结果》显示，2016年年末，全国城乡部分失能和完全失能的老年人口约4 063万，占总体老年人口的18.3%。此外，中民社会救助研究院发布的《中国老年人走失状况调查报告》显示，每年全国走失老年人约50万人，平均每天走失约1 370人。失智和缺乏照料成为老年人走失的主要原因。

（3）人口老龄化超前于社会经济的发展。在一般情况下，经济发展、出生率下降和人口老龄化三者大致是同步的。我国人口老龄化是在经济发展水平不高、综合国力不强、人民物质生活水平比较低的情况下到来的，人口老龄化超前于社会经济的发展。发达国家进入老龄化社会时，已具备较强的经济实力，人均国民生产总值至少 2 万美元，所经历的时间是几十年甚至上百年，在时间上有一个缓冲的机会，从而能相应地做好各种准备工作。一些发展中国家进入老龄化社会时，人均国民生产总值也远超我国。例如，乌拉圭进入老龄化社会时，人均国民生产总值已达到 2 000 美元；而我国进入老龄化社会时，人均国民生产总值仅 1 000 美元。老龄化大大超前于经济发展，未富先老，超出了社会经济的承受范围，增加了解决老年问题的难度。到 21 世纪中叶，我国的老龄化水平接近发达国家水平时，我国的经济实力却仅相当于中等发达国家水平。因此，经济发展滞后于老龄化将是困扰我国社会主义建设的主要问题之一。

（4）老龄化的地区差异。上海在 1979 年最早进入老龄化行列，据《上海市老年人口和老龄事业监测统计调查制度》统计，截至 2014 年 12 月 31 日，上海全市户籍人口 1 438. 69 万，其中 60 岁以上老年人口 413. 98 万，占总人口的 28. 8%；65 岁以上老年人口 270. 06 万，占总人口的 18. 8%；70 岁以上老年人口 177. 03 万，占总人口的 12. 3%；80 岁以上高龄老年人口 75. 32 万，占总人口的 5. 2%。各方面数据显示，上海早已进入深度老龄化阶段，和最迟 2012 年进入老龄化的宁夏相比，时间跨度长达 33 年，据全国老龄工作委员会统计，2013 年，宁夏 60 岁以上老年人口已达 80. 7 万，占全区总人口的 12. 2%。

2. 我国养老护理服务现状

（1）我国养老模式的分类

1）家庭养老。家庭养老是我国沿袭几千年的传统养老模式。在传统家庭伦理及社会道德文化的支撑下，家庭养老模式具有很强的生命力。这种模式具有独特的伦理价值和社会功能。从社会角度看，家庭养老的社会成本最低，基本不需要社会投入，养老成本主要由家庭成员承担。而且其独特的伦理功能可以使老年人尽享天伦之乐。但是家庭养老模式也存在不足之处。一般情况下，在整个家庭养老过程中，老年人难以得到专业、细致的护理，医疗保健无法及时得到满足。在城市，家庭养老模式更是显得力不从心，越来越难以保持与发挥其社会功能，传统家庭养老模式在城市出现逐渐削弱和社会化变化的趋势，面临严重的挑战。

2）社区居家养老。社区居家养老是近几年来兴起的一种新型养老模式，社区居家养老能有效节约社会资源，减轻机构养老护理服务的压力，而且投资少、本钱低、收费少、服务广、效益佳、形式多样，很受老年人喜欢，具有广阔的发展前景。其基本做法是在城市各社区建立养老护理服务中心，由社区养老护理服务中心的专业养老护理员为社区居家养老的老年人提供服务。服务项目包括上门做饭、照料及护理等养老家政，医疗护理及心理咨询服务，以及社区日托、晚托、短期照料护理等服务。社区居家养老是家庭养老与社会机构养老的有机结合，兼有两者的优点，又避免了两者的缺点，是一种扬长避短的理想养老模式。

3）机构养老。根据我国养老机构服务对象的类别，养老机构可以划分为自理型养老机构、助养型养老机构和养护型养老机构。自理型养老机构是以健康状况较好、能够自理的老年人为服务对象，主要提供辅助性生活照料、精神慰藉、文化娱乐等服务。助养型养老机构主要以健康状况较差的半失能老年人为服务对象，为其提供生活照料、康复护理、精神慰藉和文化娱乐等服务。与自理型养老机构相比，助养型养老机构中生活照料服务的比重更高，且增加了康复护理服务。养护型养老机构以健康状况差的失能老年人为服务对象，主要提供生活照料、康复护理、精神慰藉、文化娱乐和临终关怀等服务。与助养型养老机构相比，养护型养老机构中康复护理服务的级别和比重更高，且增加了临终关怀服务。

（2）养老护理服务行业从业人员现状。养老护理员的素质直接影响入住老年人的健康品质和生活质量。2002 年出台的《养老护理员国家职业标准》，把养老护理作为行业规范。目前我国从事养老护理服务行业的一线服务人员存在文化程度较低，专业技术水平较差，且工作时间长、强度大，心理压力大等问题。

1）文化程度较低。2011 年辽宁省的调查结果显示，在 2 004 名养老护理员中，文化水平分布为：文盲 483 名（24.10%），小学学历 640 名（31.94%），初中学历 722 名（36.03%），中专或高中学历 125 名（6.24%），大专或本科学历 34 名（1.70%）。

2）专业技术水平较差。我国现有养老机构中绝大部分工作人员为护工，没有职业资格证，也未接受过专业化培训，有些甚至缺乏卫生常识和基本技能，只能提供简单的生活照顾。虽然《养老护理员国家职业标准》对养老护理工作的内容、知识水平、活动范围以及相关技能要求进行了说明，但是该标准的实施效果却并不理想。据调查，在上海和北京，具有养老护理资格的人员比率为 57.4%，在广州具有养老护理资格的人员比率仅为 12%。

3）工作时间长、强度大。养老护理员的服务对象大多是行动不便或生活不能自理、需要帮助的老年人，养老护理员基本上没有节假日和八小时内外之分，而且对于卧床的老年人要进行生活护理，还需要定时帮助其翻身，工作负担重、劳动强度大、超时工作现象十分普遍。

4）心理压力大。老年人由于机体的衰老，容易在日常活动中发生意外，同时由于身体原因，容易产生易怒、寂寞等负面情绪。如果养老护理员缺乏专业护理知识，在工作中心理压力就会较大。有研究指出，55%的养老护理员心理方面存在比较严重的隐患，30%的养老护理员存在焦虑、急躁、抑郁等心理问题。

二、我国养老护理服务的问题及发展

1. 我国养老护理服务面临的问题

（1）人均经济水平较低。我国人口众多，人均经济水平较低，因此对以经济发展和人均经济水平为关键依托的社会保障的发展造成局限，给我国的养老保障制度带来诸多困难。

（2）传统养老模式面临挑战

1）家庭养老面临危机。家庭小型化、女性劳动参与率提高、传统养老观念减弱，削弱了家庭养老的功能。

2）社会养老面临困难。我国经济水平较低，对养老基金的发放造成困难。据人力资源和社会保障部统计，2014 年我国共缴收养老保险费 17 554 亿元，支出 19 117 亿元，缺口大。随着老龄化程度的加深，将对养老金造成更大的冲击。

3）机构养老面临困难。许多现有养老机构在设计时过于注重外在形象，却忽略了老年人的实际需求，服务理念滞后，缺乏买方思维，对市场把握不准，缺乏市场调研和细分意识，重管理轻服务，造成养老机构宾馆化、医院化现象突出。

（3）养老模式间的衔接存在问题。我国养老以家庭养老、机构养老和社区居家养老为主，尚无系统的社会化养老护理服务体系以满足老年人的多元化需求。中国老龄科学研究中心的抽样调查数据表明，我国有约7%的老年人和20%以上的高龄老年人日常生活需要有人照料和看护，因此大量的老年人需要长期的养老护理服务。但填补各种养老模式之间空缺的长期护理并未得到发展。

（4）养老护理服务与管理保障体系缺失。部分公办养老机构定位不准确，其应服务对象为政府保障人群和失能、半失能老年人，但目前有部分低龄、经济和健康状况较好的老年人占据了这部分养老资源。

对于不同养老模式下养老护理人力资源的配置，还未出台符合我国国情的配置标准。目前，国外社区中的养老护理人力资源配置方法有专业判断法、健康需求法、工作测量法等。部分发达国家的养老机构以3名入住养老机构的老年人配备1名专业护理员为标准，护理员的数量占老年人口比重最低不少于1%，而我国目前只有0.28%。

（5）养老护理服务体系法律、法规不完善。在我国，由于鼓励养老机构发展的政策落实不到位，存在部门分割导致政策协调性差和政策操作性差的问题。土地、融资、连锁经营、风险分担等相关政策不清晰，阻碍养老机构的发展。大部分民办养老机构属于民办非营利性质，国家规定民办非营利组织不得盈利、不得分红，限制了其贷款资格。民办非养老机构“不得设立分支”的规定使得养老机构难以实现连锁化，在数量和规模上限制其发展。另外，养老机构服务纠纷和责任及责任认定后的有效赔付都缺乏相应政策规定。

2. 我国养老护理服务的发展趋势

（1）我国养老机构的发展趋势

1）民办民营养老机构将成为发展主体。只有市场才能敏锐地捕捉到老年人的各种养老护理服务需求，并通过公平的市场竞争为老年人提供适合的养老护理服务。目前养老机构的双轨制发展环境明显不利于其健康发展，要大力发展民办民营养老机构，同时改革目前的公办养老机构。未来，民办民营养老机构将逐渐成为养老机构的主体，养老机构的市场化趋势将会更加明显。

2）机构养老护理服务将与居家、社区养老护理服务融合发展。老年人随着年龄的不断增长，身体健康水平不断下降，这导致老年人的服务需求呈现以下特点：一是服务需求内容丰富；二是服务需求在专业化方面不断递进；三是服务需求更加注重就近、便捷，更加注重服务的可获性和可及性。相较于集中居住的养老机构服务，更符合老年人心理和服务需求特点的是在熟悉的社区获得连续性、综合性的服务。未来，随着我国养老护理服务体系的快速发展和养老护理服务网络的不断完善，机构、社区和居家养老护理服务一体化发展将是必然趋势。

3）小型化、专业化、社区化、连锁化将成为养老机构发展的主要趋势。从我国老年人养老护理服务需求和国际养老机构发展趋势来看，“就地养老”是大势所趋。近年来不断加剧的养老机构郊区化趋势，使老年人脱离原有生活圈，甚至割裂了他们与其他年龄层人群的交往，致使养老机构原本的隔离化特征更加突出。许多国家的经验表明，无论是从经营管理和专业化角度，还是从老年人宜居舒适度角度而言，养老机构规模不是越大越好，床位也不是越多越好，较理想的养老机构规模应在 300 张床位左右。

随着经济社会的发展和老年人对养老护理服务专业化需求的提高，未来养老机构的小型化、品牌化、连锁化趋势将更加明显。一是未来的养老机构将尽可能社区化，即依托社区发展养老机构；二是养老服务业是微利行业，只有通过规模经济才能实现盈利，小型化、连锁化经营是机构获取市场份额、提高市场竞争力的必然选择。因此，未来养老机构小型化、专业化、社区化、连锁化的趋势将会更加明显。

4）养老机构将呈“养医结合”的发展趋势。未来，“养医结合”服务将成为养老机构发展的主要方向。“养医结合”就是将“预防、治疗、康复、护理”服务融为一体，“养”和“医”相辅相成，相互补充。“养医结合”服务既能满足入住老年人的养老需求，又能满足老年人长期的慢性病管理、康复、服药等基本医疗需求。“养医结合”的模式多种多样，既可以在养老机构中设置医务室、卫生所（室），也可以独立设置康复医院、护理院，此外还可以和周边医疗机构签订合作协议，为老年人提供医疗服务。

5）养老机构服务将趋向于亲情化、人性化。随着我国政府对养老服务业的重视、民间力量对养老服务业的不断介入，以及养老护理服务市场竞争的不断加剧，养老机构的发展模式将逐步走向“集约型”，养老机构将会更加注重服务质量，更加注重服务的亲情化和人性化发展，通过服务质量占领市场，通过亲情化、人性化的服务树立品牌。

（2）智能养老产业的发展。智能养老是指运用智能控制技术提供养老护理服务的过程，或者说以互联网、物联网为依托，集合运用现代通信与信息技术、计算机网络技术、养老服务业技术和智能控制技术，为老年人提供安全便捷、健康舒适服务的现代养老模式。

智能养老的概念是在“适宜环境下养老”的理念上衍生的，发展智能养老产业可以实现现代科技与养老产品、服务的融合，不仅会引导人们改变对“老年期”生活方式的认识，而且会引起积极应对人口老龄化、老龄社会治理与发展的思想变革，有利于降低企业成本、提升运营效能、创新管理模式、提升企业竞争优势。

2011 年国家颁布了《养老住区智能化系统建设要点与技术导则》，全国老龄工作委员会批准成立全国智能化养老实验基地，项目大体分为“智能化养生养老园区”“智能化老年宜居社区”“智能化老龄服务机构”三大类型，根据智能化程度不同分为初级、中级和高级三个等级，通过建筑设施智能化系统、社区管理智能化系统、健康管理智能化系统、生活服务智能化系统、康复照护智能化系统和精神文化智能化系统构建“养老基地智能化系统”。

通过智能养老产业的发展可以推动以下几个新业态的发展：

1）智能老年社区。充分发挥建筑设施智能化系统的优势，营造“老年友好”型居住环境，满足老年人的日常生活需求。

2）智能养老服务。智能养老服务的目的在于弥补传统养老护理服务的人力不足，提供人力“做不到、做不好、不愿做”的服务。我国多地正积极开展智能养老服务试点，利用物联网技术提供紧急呼叫、社区家政、安防定位等可扩展服务，对老年人特别是“空巢老人”的安全养老发挥了重要作用。

3）智能健康服务。采用现代通信、电子技术和多媒体计算机技术，实现医学信息的远程采集、传输、处理、存储和查询，从而为老年人提供健康管理、康复护理、临终关怀等服务，并对异地照护服务人员提供教育、咨询等专业服务。

4）智能家居服务。在老年人住所范围内通过物联网、移动终端和智能控制技术为老年人构建智能高效的家居生活环境并提供安全便利的服务，在一定程度上降低老年人对他人的依赖程度，增强老年人的安全感，但目前的技术不足以让身体功能受损、行动受限和失能的老年人得到所需的支持。

5）老年智能用品。老年智能用品主要指为了满足老年人身体、心灵需求而产生的智能化器具、用品和物品。目前我国老年智能用品开发还处于初级阶段，对“自动”和“智能”的界定还比较模糊。

6）智能文化服务。智能文化服务指适应老年人生理、心理需求，具有信息化、智能化特点的文化服务内容和方式。

2015 年由国务院颁布的《国务院关于积极推进“互联网+”行动的指导意见》提出：鼓励健康服务机构利用云计算、大数据等技术搭建公共信息平台，提供长期跟踪、预测预警的个性化健康管理服务。从国家政策层面促进智慧养老的发展。

学习单元 3　国外养老护理服务的现状与发展

了解国际老龄行动的概况及经验
了解美国人口老龄化现状及其养老护理服务特点
了解日本人口老龄化现状及其养老护理服务特点

一、国际老龄行动的概况及经验

1. 国际老年人口概述

17 世纪开始，全球人均预期寿命和生育率平稳发展，人口规模逐渐扩大。19 世纪后期，欧洲一些发达国家的生育率进入持续下降阶段，部分国家出现老龄化现象。1950 年 65 岁以上老龄人口比重超过 10%的 9 个国家均在欧洲，其中法国最高，比重为 11%。20 世纪 70 年代以来，老龄化超越国别和地区成为全球现象，26 个国家的 65 岁以上老龄人口比重超过 10%，其中瑞典最高，比重为 15%，美国成为全球老龄化程度前 20 的国家，部分国家进入超老龄化阶段。2000 年全球进入老龄化的国家多达 41 个，意大利的老龄人口比重最高，为 18.1%，美国、日本、中国等非欧洲地区国家也出现人口老龄化现象。

在老龄人口比例没有显著差异的情况下，人口大国即为老龄人口大国。1975 年，我国有 4 100 万老龄人口，印度、美国有 2 300 万老龄人口。预计 2050 年我国和印度的老龄人口将占全球老龄人口的 39%，是欧洲老龄人口的 3 倍。

发展中国家老龄化加速是全球老龄化的特点。老龄化加速的指标是65岁以上人口比例从7%上升到14%的时间间隔。法国这一时间间隔为115年（1865—1980），瑞典是85年（1890—1975），美国是69年（1944—2013），英国是45年（1930—1975）。相比之下，日本是26年（1970—1996），泰国和巴西等国则更短。无论是发达国家的“先富后老”，还是发展中国家的“未富先老”，都面临老龄化带来的诸多问题。

2. 国际老龄行动的主要经验

20世纪50年代，人口问题开始受到联合国和许多发达国家研究机构及学者的重视。针对老龄化的不可避免性，联合国委托法国著名人口学家让·皮撒（Jean Bourgeois-Pichat）组织研究人口老龄化问题。1956年，Pichat发表《人口老龄化及其社会经济后果》，并提出将65岁人口超过总人口7%的情况定义为老年型人口，以及人口老龄化对经济社会的影响。这是人类历史上第一部研究人口老龄化的著作，该书详细解释了老龄化的原因和后果，收集了大量人口转变的历史数据。1982年7月，第一次老龄问题世界大会在维也纳举行，124个国家的代表团和162个联合国专门机构、非政府组织等共1 000多人参会。该会议第一次明确地把人口老龄化看成是世界性问题。在联合国的大力推动下，国际老龄事业得到了巨大的发展，经过长期实践可以将经验总结为以下几点：

（1）发展老龄事业必须发挥政府的主导作用。发达国家把老龄工作纳入国家发展计划，不断强化政府在发展老龄事业中的职能，同时制定相关法律、政策和方案。近年来，一些发展中国家也逐步加强了政府在发展老龄事业中的主导作用。

（2）老龄事业必须坚持法制化道路。国家发展老龄事业的责任或职能必须通过立法才能确立。各项对策通过立法做出明确规定，并命具体部门贯彻执行。目前世界上有140多个国家的法律中涉及老年人合法权益的条款。

（3）社会养老保障必须与经济发展相适应。社会养老保障制度是经济发展的产物，许多发达国家的社会养老保障制度都是在本国经济繁荣的时期建立和发展的。发展中国家建立社会养老保障制度时，必须考虑其经济条件，否则，养老保障制度将无法持续。

（4）发展社区服务是老年福利服务的基本方向。提供社区服务，向家庭提供帮助，使老年人尽可能独立、长久的居住在社区。

（5）发展社会养老的同时继续巩固家庭养老。对于发展中国家，居家养老将是养老的主要方式并将长期居于主要地位。国际社会正在寻求合适的方法，加强家庭协助机构，在家庭成员履行照顾义务的同时，使家庭与正式服务机构在照顾老年人方面互相补充。

二、美国养老护理服务概况

1. 美国老龄化现状

随着战后“婴儿潮”时代出生的人步入老年，美国老龄化问题日益突出。同时，美国人的平均寿命也提高至 79. 12 岁，其中女性略高，为 82. 19 岁，男性为 76. 2 岁。从美国 2012—2050 年的人口机构图可以看出，这些平均寿命不断增长的“婴儿潮”人群推动了美国人口结构的改变，老年人口成为增长率最高的人群。预计到 2050 年，美国 65 岁以上人口将达到 8 370 万，是 2012 年老年人口（4 310 万人）的 2 倍。在 65 岁以上人口中，80 岁以上的高龄老年人组是增长速度最快的，2012 年 80 岁以上人口达到 1 167 万，占总人口的 3. 7%，到 2050 年该年龄段的人口增长 2 倍，达到 3 094. 1 万，占总人口的 7. 7%，占 65 岁以上老年人口的 1/3。

与世界各国一样，美国老年人口也呈现女性平均预期寿命高于男性、年龄越大女性所占比例越高的状况，但这种性别差距将越来越小。2012 年美国超过 65 岁的老年人中，女性占 56. 4%，性别差距只有 10%左右，然而在 85～90 岁的老年人中，女性占据该年龄段的 64%，90 岁以上的老年人中，女性占比接近 3/4，达到 71. 3%。随着男性平均预期寿命增长速度的提高，这种性别差距会逐渐减少。预计 2050 年，65 岁以上老年人男女比例将基本持平，90 岁以上老年人的性别比例也将小于 1∶2。

2. 美国养老护理服务特点

（1）长期护理。93%的美国老年人倾向于居住在普通住宅和社区中，这也推动了美国长期护理的发展。长期护理产业在美国发展较好，已形成较为系统的护理体系，老年人可以根据自身的身体状况和需求选择不同等级的服务及居住环境。

在美国，老年人的长期护理主要通过护理员保健、家庭卫生保健和临终关怀三种途径实现：

1）护理员保健主要针对患有慢性病而生活不能自理、不能在家得到长期照顾的老年人。护理员保健分为专业性护理保健和托管，联邦医疗照顾计划对专业性护理保健付费，托管的资金来源主要包括老年人自付、医疗救助付费和长期照顾健康保险。

2）家庭卫生保健针对生活上需要一定帮助，但不需要进入护理院中，只需要护士对其进行定期访问的老年人。护士所提供的服务包括监测老年人使用药品，评估老年人食物的营养，评估老年人继续在家是否安全。此外，部分老年人还可以配备家庭助手，为老年人的日常生活提供帮助。家庭助手主要是帮助老年人洗浴、提供三餐。联邦医疗照顾计划是家庭卫生保健的主要付费来源。

3）临终关怀主要针对身患绝症的老年人。临终关怀主要是通过为身患绝症的老年人提供情感支持来减轻痛苦，并非延长老年人寿命。通常情况下，临终关怀是一个由医生、护士、社会工作者、经过训练的家庭保健助理和社区志愿者构成的卫生保健团队。

（2）持续照料退休社区。一百多年前美国教会创办了持续照料退休社区（Continuing Care Retirement Community，CCRC），这是一种根据老年人的身体和心理状况变化，为老年人提供自理、介助和介护一体化居住以及养老护理服务的复合式老年社区。CCRC 主要采取居家式的自助养老护理服务并提供独立生活服务、辅助生活服务和护理生活服务三种服务形式。

CCRC 社区为老年人建立健康档案，派出医护人员定期入户巡诊，根据身体状况对每位老年人进行健康评估，并且针对老年人的需求提供医学治疗、康复辅助、交通辅助、居家护理、住房改善、长短期照护机构等服务。由于 CCRC 为居家式，老年人仍可以参与各种社交活动，以实现自我价值，减少被孤立感和沮丧感。

有调查指出，由于 CCRC 具备专业化的老年医疗保障服务，社区中的居民平均寿命比其他社区长 8~10 年，同时医疗保健支出减少 30%。

三、日本养老护理服务概况

1. 日本老龄化现状

日本是世界上老龄化转为严重的国家之一，1970 年日本 65 岁以上人口达到总人口的 7.07%并进入老龄化社会，1994 年日本老年人口占比超过 14%，进入老龄社会，2007 年进入超老龄社会。根据 2015 年出版的《日本高龄社会白皮书》，日本 65 岁以上的老年人已达 3 300 万人，占总人口的 26.0%，创历史最高纪录，15~64 岁劳动年龄人口为 7 785 万人，占总人口的 61.3%。低生育率所带来的年轻人口的减少和平均年龄的增长使日本人口每 2.5 人中就有 1 人为 65 岁以上的老年人，每 4 人中就有 1 人为 75 岁以上的老年人。

预计 2060 年日本人口老龄化率将达到 39.9%，儿童人口占总人口的比率将降到 9.1%，劳动人口比率将降到 50.9%。届时，日本每 2.5 人中 1 人为 65 岁以上老年人，75 岁以上人口将占总人口的 26.9%，每 4 人中 1 人为 75 岁以上老年人，每 1.3 名劳动人口（15~64 岁人口）将扶养 1 名老龄人口，日本社会将成为以 65 岁以上老年人口为主的高龄者社会。

2. 日本养老护理服务特点

（1）多层次、多样化社会组织的社区服务。从 20 世纪 60 年代起，日本出台了一系列有关社区养老以及社会组织发展的法律、政策和福利制度，从而建立和完善促进日本社会组织参与社区养老服务体系。形式多样的社会组织已经成为日本养老护理服务的重要力量，占日本社区养老护理服务提供者的 33.8%。

目前日本提供社区养老护理服务的社会组织主要有三种形式：

1）政府资助的社会组织，如社会福利协会，其资金来源大多数依靠政府资助。

2）志愿者及其组织，主要有家庭妇女、大学生以及身体健康的低龄老年人，资金来源主要由社会捐助组成。

3）企业式养老护理服务，资金来源主要由企业会员缴纳会费，服务对象为组织内部成员。

这些形式多样的社区养老模式以老年人的实际需求为主，老年人申请服务后，将由医生和社会专家组成的专家小组评估其基本状况，包括身体和心理健康，评估项目包括 85 个条目，分为 3~4 个级别。服务需求评估报告每 6 个月更新一次，老年人如果对评估结果存在异议，可以向地方部门申诉。最终，根据老年人的评估报告划分为 6 个服务等级，不同的服务等级对应着不同的服务内容和补贴金额。日本养老护理服务体系如图 1—2 所示。

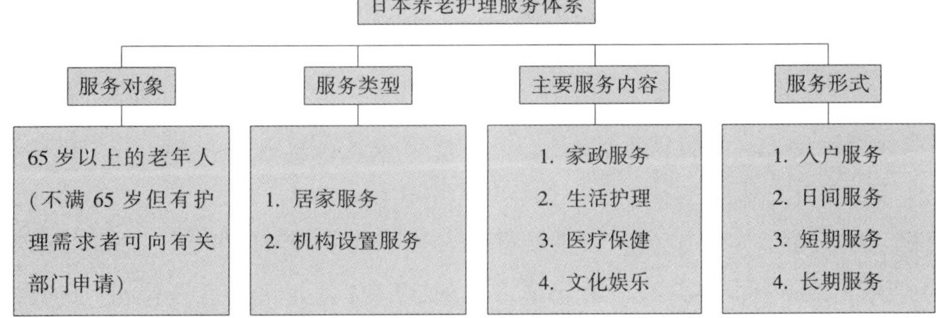

● 图1—2　日本养老护理服务体系

（2）贴近社区的小规模、多功能养老护理机构。日本40%的老年人希望能够接受居家养老护理服务，超过半数的老年人希望最后的日子是在家中度过的。然而随着老龄化程度的加深，依靠家庭成员已变得十分困难，同时高收费、床位少的养老机构并不能满足老年人的需求，因此，日本近年来出现一种贴近社区的小规模、多功能养老护理机构，包括日间照护中心、认知症老年人集体公寓、短期入住机构等。这些养老机构大多建立在老年人日常的生活圈内，由普通民宅改建而成，老年人可以在自己熟悉的社区环境中接受照料和护理，也方便家人看望。

日间照护中心采取预约制，派车接送，也提供膳食服务。白天老年人在中心接受日常生活服务和养老护理服务，在专业人员帮助下进行康复训练和认知训练。依靠《护理保险法》的保障，老年人只需要承担护理费用的10%。部分照护中心同时接受智障儿童、残疾人和放学后等待家长的学生，使老年人感受不到一般养老护理机构的沉闷气氛，取而代之的是代际共处的欢乐。

第2节　养老护理服务的概念与内容

学习单元1　养老护理服务的概念及原则

了解养老护理服务的概念
掌握养老护理服务的原则

一、养老护理服务的概念

养老护理服务是指老年人在生活中获得全方位服务支持的系统，既包括家庭提供的基本生活设施和生活环境，也包括社区提供的各种服务和条件，还包括政府、社会提供的有关服务的形式、制度、政策、机构等，一般不包括物资和经济供养内容。

养老护理服务是指以照顾日常生活起居为基础，为独立生活有困难者提供帮助。养老护理服务工作有别于以病人为主要服务对象的医疗护理工作。养老护理服务的服务对象是生活不能自理的弱势人群，即不能完全独立生活的老年人。工作内容以照顾被服务者的日常生活并丰富他们的文化生活为主，如为老年人烧饭、洗衣、洗澡、喂饭、整理房间，陪老年人谈心、读报、逛街、游公园、去医院看病，甚至护送老年人探亲访友等。服务内容是帮助服务对象的生活正常化。养老护理服务的目标是提高被服务者的生活质量，帮助其最大限度地实现人生价值。

二、养老护理服务的原则

1. 尊重人的尊严的原则

尊重人的尊严，即主张只要是人，就必须承认和尊重其人格。具体而言，人无论处于怎样的状况，都具有宝贵的生命和人格尊严。即使能力不同，能够创造出的价值不同，但在接受养老护理服务方面应该是平等的。养老护理员必须将每一位需要护理的老年人作为具有独立人格的人来看待。尽管有些老年人不能像健康人那样行走、讲话，但养老护理员应尊重他们的人格，通过一定的援助和鼓励手段，使他们尽可能用各种可以使用的方法，表现其自身的存在，彰显他们的人格和能力。

2. 主体性援助的原则

主体性援助的原则是指养老护理服务是为满足个体维持自我尊严和自立需求而进行的援助。养老护理服务工作应“以人为本”，从促进被援助者自立的角度出发，发挥被援助者的残存功能，维持和促进其身体功能以及重视其自我决定权，最大限度地提高被援助者的生活质量和个人价值。每个个体，包括老年人都具有其独立的人格和尊严，都有自立和参与社会生活的愿望，没有一个人愿意以被同情或怜悯的方式接受援助。因此，养老护理员应尊重老年人的选择，重视其自我认定，特别是对于有独立思考能力的老年人，应根据其意愿提供最合适的养老护理服务。可见，主体性援助原则强调促进个体自立的目标取向。

3. 整体养老护理服务的原则

整体养老护理服务的原则是指养老护理服务工作不仅要满足被服务者的生理需要，还应满足其心理需要和社会需要。因此，养老护理服务工作的内容不仅包括协助老年人完成日常的生活活动，如备餐、进餐、排泄、穿脱衣服、洗浴、修剪指甲等，还包括帮助老年人整理住所，维持必要的卫生条件，以及与其交谈，进行情感交流。对于有能力者，还应指导其参加一定的劳动或文娱活动，对于行走不便者，应陪同其外出参加一定的社交活动。

4. 和谐社区共生的原则

和谐社区共生的原则是指尊重被服务者实际生活的需求，将其置于与普通人一样的社舍生活状态下（即普通社区）予以服务。这里的共生是指被服务者和正常人之间虽有差别，但却在尊重各自独立个体的基础上在同一区域共同和谐地生活。

只有正常社区的社会人际关系网络才能提供一个人实际生活所需要的所有社会交往、社会关系，其心理需求和社会需求才有可能得以满足。因此，无论是老年人还是儿童，无论是残疾人还是普通人，只有使其在正常的社区生活，才能真正满足其基本需求，培养健全的人格，并使其潜能得以充分发挥，最大限度体现其存在的意义和实现其自身价值。

5. 实现正常人的生活的原则

实现正常人的生活的原则是指养老护理服务工作应帮助老年人维持或恢复正常的生活状态。一个人的生活状态包括日常生活方式及其生活环境两个方面。老年人正常生活方式的维持与其自立程度密切相关，并受生活环境的影响。也就是说，老年人生活越自立或生活环境改变越少，越可能维持正常的生活方式。因此，让老年人生活在普通社区比将其安置在较为偏远的与正常人群分离的郊区，更有利于保证其生活的正常化，维持其身心健康。

学习单元 2　养老护理服务的内容

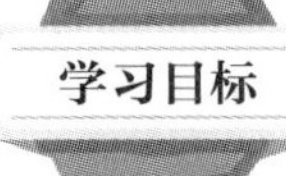

学习目标

掌握老年人生活照料服务的内容
掌握老年人医疗护理服务的内容

知识要求

一、生活照料服务

1. 饮食照料

在对老年人进行饮食照料时应注意饮食卫生，洗菜、煮饭、助餐工具应干净、卫生；尊重老年人的饮食生活习惯；注意营养，合理配餐，每周有食谱；助餐点应配置符合老年人的无障碍设施；应及时送餐上门，有必要的保温、保鲜设备；对老年人进食前、进食中、进食后进行护理。

2. 排泄照料

排泄照料是指对老年人进行如厕照护，包括对卧床老年人进行床上排尿、排便的照护，对便秘、腹泻、尿失禁、尿潴留等排尿、排便异常的老年人进行照护。

3. 清洁照料

清洁照料包括：协助老年人刷牙、洗脸、洗脚、穿脱衣服，保持老年人容貌整洁、衣着适度、指（趾）甲整洁、无异味；定期清洗、更换老年人的床单和衣物；定时为老年人打扫室内外卫生，做到清洁、干净，衣物整理放置有序；定时为卧床老年人翻身，预防褥疮。

4. 休息与活动照护

休息与活动照护包括评估老年人的休息与活动情况，分析影响老年人睡眠质量及活动效果的因素，对睡眠异常的老年人进行照护，组织鼓励老年人参加适宜的活动。

二、医疗护理服务

1. 基础护理

基础护理是指对患病老年人进行生命体征监测与照护，对老年人居室、物品等进行消毒防护；对危重老年人进行吸痰、止血包扎、心肺复苏、吸氧等急救护理。

2. 康复护理

康复护理是指对疾病康复期的老年人进行康复训练，如站立、行走训练、穿脱衣服训练、认知功能训练以及使用轮椅、拐杖等康复辅助工具的训练。

3. 心理护理

心理护理是指通过对老年人进行心理健康评估，了解老年人的心理状态，对出现角色适应不良、社交障碍、情绪障碍等常见心理问题的老年人进行心理疏导，识别老年人心理变化的影响因素，对老年人进行心理健康教育。

第3节　养老护理员的职业道德和素质要求

学习单元1　职业道德要求

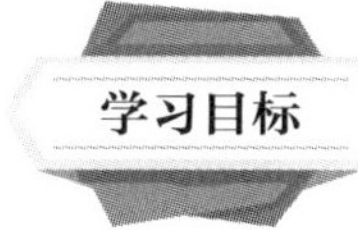

了解养老护理员职业道德的概念
掌握养老护理员职业道德的内容

一、养老护理员职业道德概述

职业道德是从事一定职业的人们在工作或劳动过程中应当遵守的与职业活动相适应的行为规范。养老护理职业道德就是养老护理员在养老护理工作中应当遵循的行为规范。养老护理职业道德集中体现了养老护理员的品质、人格、思想觉悟和道德境界，也表现出养老护理员应具备的职业素养。

二、养老护理员职业道德的内容

养老护理服务与管理工作以老年人为对象，养老护理员尤其需要具有高尚的职业道德。其职业道德目标为："尊老敬老，无私奉献；自尊自强，爱岗敬业；严谨细致，技术求精；遵纪守法，团结协作。"

1. 尊老敬老，无私奉献

老年人是我们幸福生活的创造者，我们今天所拥有的一切都包含老年人的劳动成果。当年轻人享受幸福生活的同时，老年人却慢慢老去，离开了奋斗多年的工作岗位，但他们仍然是英雄，是功臣，理应受到全社会的尊重与爱戴。年轻人有责任为老年人提供幸福的生活，使他们愉快地度过晚年生活。

老年人是社会的弱势群体。人到老年，各种生理疾病和心理疾病随之而来，器官老化、感知退化给生活带来各种不利影响。养老护理员为老年人提供服务与管理，更多的是对其日常生活的照料和护理，工作琐碎而繁重，且工资待遇普遍不高，但随着老龄化现象的日益严重，为老年人提供服务是整个社会必不可少的一种职业。因此，养老护理员只有具备无私的奉献精神，才能够投入到这份公益事业中来，才能以很好的状态完成本职工作。

2. 自尊自强，爱岗敬业

为老年人提供服务与管理是一项光荣的工作。虽然在传统社会中有人认为服侍人的工作要低人一等，但是在现代社会，职业没有高低贵贱之分，不同的职业的共同目的是为社会服务。社会职业像一个金字塔，每个行业都很重要，都要有人去做。因此从事该行业工作的人们要自尊自强，爱岗敬业。热爱本职工作是一种职业情感，也是人们对所从事的职业的情绪和态度，养老护理员应当正确认识本职业对社会的意义，全身心投入到职业活动中来，努力培养对自己所从事工作的荣誉感和责任感，争取在平凡的岗位上做出不平凡的业绩。

3. 严谨细致，技术求精

养老护理服务与管理工作的服务对象是老年人，老年人的生理和心理特点决定了养老护理员需要细心、耐心、责任心。比如，从事日常生活照料，看似简单，但却需要养老护理员随时观察和记录老年人的健康和生活状况，及时发现老年人的身体和心理不适，并配合医生、护士做好老年人患病时的治疗、护理工作。养老护理工作通常面对的是生活不能自理的老年人，从老年人的身体清洁到穿衣饮食，再到睡眠都需要悉心照顾，除了严谨细致外，技术要求也必不可少，如何预防褥疮、如何营养膳食、如何帮助其排泄、如何促进其睡眠都需要掌握相关的技能。而精湛的技术能够让老年人生活得更加舒适、愉悦。

4. 遵纪守法，团结协作

法律是国家制定或认可的，由国家强制力保证实施的，以规定当事人权利和义务为内容的具有普遍约束力的社会规范。法律是全社会从事各行各业的工作者必须遵循的行为规范。因此，养老护理员要树立严格的法制观，认真学习和遵守国家法律和法规，特别是学习有关尊老、敬老和维护老年人权益的法律、法规，以约束自己的言行。同时也要在工作中形成团结协作的精神，一个人的力量终归有限，如何调动一切有利因素为老年人提供更完善的服务也是养老护理员应当具备的工作目标和理念。

学习单元 2　职业素质要求

掌握养老护理员业务素质、心理素质以及身体素质的具体要求

一、业务素质

养老护理员要掌握与养老护理职业有关的理论知识和相关职业技能的知识，这是对养老护理员业务素质的基本要求。

养老护理职业的理论知识包括基本法律、日常生活照料、生活技术护理、康复保健指导、心理护理等知识。

养老护理职业操作技能包括日常生活护理操作技能、生活技术护理操作技能、心理护理技能、康复保健指导技能、老年人闲暇活动策划与组织技能。

养老护理员既要注重理论学习，又要强化技能操作训练。

二、心理素质

心理素质是指养老护理员应具备本职业所要求的心理状态和特点，包括观察力、记忆力、情绪与情感、判断力、性格和表达力。

1. 观察力

观察力是人们对客观事物进行有目的的认知的能力。老年人随着年龄增长，会出现感知功能减弱、反应迟缓、记忆力下降等生理改变，给生活带来各种困难。尤其因病致残，使他们的语言表达能力受限，难于清楚地表达自己的意愿。为了及时掌握老年人的情况，养老护理员必须具有善于观察的能力。因此，观察力对养老护理员相当重要。

2. 记忆力

记忆是人脑对过去经验的保持及再认识或回忆起来的过程。良好且准确的记忆是保证养老护理工作顺利完成的重要条件，也是养老护理员必须具备的能力。养老护理服务是涉及老年人的衣、食、住、行和医疗保健等方面的繁杂工作，为此养老护理员应采取科学的记忆方法，对需要较长时间记忆的事可以使用记录的办法帮助记忆。

3. 情绪与情感

情绪与情感是人们对客观世界一种特殊的反映形式，是人对客观事物是否符合自己需要而产生的体验。人的情绪可以通过渲染而互相影响。因此，养老护理员要通过积极、乐观的情绪感染老年人，帮助他们产生乐观、积极向上的情感。

4. 判断力

判断力是人们对客观事物进行分析、综合并做出判断的能力。面对老年人的各种情况，养老护理员应能进行综合分析，迅速做出老年人是否存在异常情况以及异常情况可能产生的不良后果的判断和估计，这样才能及时、正确地解决出现的问题，保证养老护理工作的顺利进行。

5. 性格

性格是个人对客观现实的稳定的态度及与之相适应的习惯化了的行为方式。养老护理员应具备良好的性格，包括尊重他人、宽厚待人、热爱集体、正直淳朴、勤劳无私、真诚热情、积极进取、行为端庄，对老年人富有同情心，

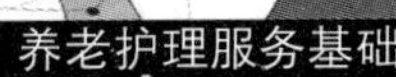

自愿为老年人奉献爱心。

6. 表达力

表达力是人们运用语言在与他人的交往中表达自己意愿的能力。因此，正确使用语言这个交往的工具，恰如其分地表达自己的意愿，是养老护理员必不可少的技能。

三、身体素质

身体素质是指人的身体健康状况。养老护理服务是一项既要运用生活护理技术，又要付出一定体力的工作。因此，养老护理员只有掌握娴熟的生活护理操作技术，具备健康的身体，才能完成养老护理工作。

本章思考题

1. 谈谈人口老龄化对社会的影响。
2. 我国养老护理服务面临的问题有哪些？
3. 养老护理服务的原则有哪些？
4. 简述养老护理员职业道德的内容。

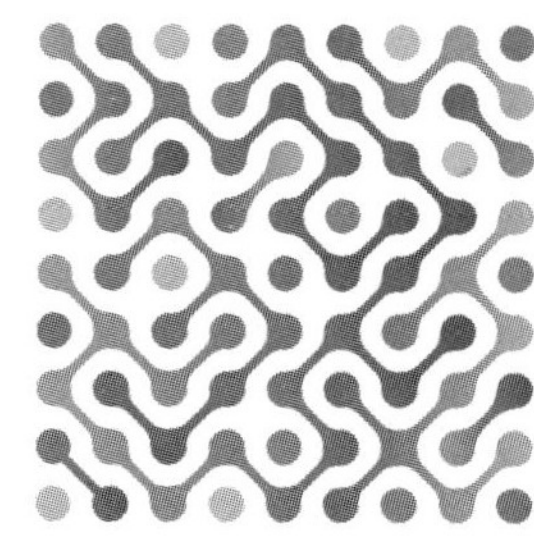

第 2 章 养老护理基础知识

第 1 节　老年人的生理特征

学习单元 1　人体的基本结构与功能

学习目标

了解人体的基本结构
掌握人体各系统的结构与功能

知识要求

一、人体的基本结构

人体最基本的组成单位是细胞。细胞构成组织，组织构成器官，器官构成系统。

1. 细胞

细胞是人体结构最基本的单位。

2. 组织

形态结构和功能相似的细胞借细胞间质，结合在一起构成了人体的组织。人体的基本组织分为四种，即上皮组织、结缔组织、肌肉组织和神经组织。

3. 器官

为了完成一定的生理功能，几种组织结合在一起构成了人体的器官。如每一块骨都是一个具有生命的器官。

4. 系统

为了共同完成一定功能的组织和器官构成了人体的各个系统。人体由运动、呼吸、循环、消化、泌尿、生殖、内分泌、神经、感觉和免疫十大系统构成。

人体正常结构可分为宏观结构和微观结构，其中构成系统的各个器官通过肉眼可以直接观察，而组织、细胞及细胞内的部分结构需要借助显微镜才能观察。

二、人体各系统的结构和功能

1. 运动系统

（1）基本结构。运动系统主要由骨、骨连结和骨骼肌三种器官组成。它们构成人体的轮廓，占人体体重的 60%。成年人的骨骼共 206 块，借关节、韧带、软骨联结其中。成年人的肌肉共 600 多块，在神经支配下，肌肉收缩，牵拉其所附着的骨，从而产生运动。

（2）基本功能。包括运动功能、支持功能和保护功能。

1）运动功能。人体的运动是复杂的，包括简单的移位和语言、书写等高级活动，都是在神经系统支配下通过肌肉收缩而实现的。

2）支持功能。运动系统的支持功能包括人体体形、支撑体重和内部器官及维持体姿等。

3）保护功能。运动系统的保护功能如下：颅腔保护着脑和感觉器官；胸腔保护着心脏、大血管、肺等重要器官；腹腔和盆腔保护着消化系统、泌尿系统、生殖系统的众多器官。

2. 呼吸系统

（1）基本结构。呼吸系统由呼吸道和肺组成。呼吸道包括鼻、咽、喉、气管、支气管等。

（2）基本功能。呼吸系统的主要功能是进行机体与外界环境间的气体交换，即吸入氧气，呼出二氧化碳。由呼吸器官肺和外界的气体交换，称肺呼吸或外呼吸。由血液和组织液与机体组织、细胞之间进行气体交换称内呼吸。呼吸是维持机体新陈代谢和其他功能活动所需的基本生理过程之一，一旦呼吸停止，生命也将停止。

3. 循环系统

（1）基本结构。循环系统是封闭的管道系统，包括心血管系统和淋巴系统。前者由心、动脉、静脉和毛细血管组成；后者包括淋巴管道、淋巴器官和淋巴组织。

（2）基本功能。循环系统的主要功能是物质运输，同时包括心脏功能、体循环功能和肺循环功能，兼具内分泌、免疫防御功能。

1）心脏功能。心脏位于胸腔内，左右肺之间，收缩时同本人的拳头大小，是人体非常重要的器官之一，在整个生命活动中一直处于节律性搏动状态，心脏停止跳动，生命也将终止。由于心脏跳动，推动血液在血管内循环流动，为机体的各种细胞提供了各种赖以生存的营养物质和氧气，也带走细胞代谢所产生的二氧化碳和废物，同时将许多激素和其他物质输送到器官，以维持整个机体的生命活动。

2）体循环功能。血液的体循环路径为：左心室→主动脉→各级动脉→全身毛细血管→各级静脉→上下腔静脉→右心房→右心室。通过体循环，血液中的氧和营养物质被组织吸收，而组织中的二氧化碳和其他代谢物质进入血液中，变动脉血为静脉血。体循环的特点是流程长、流经范围广，主要功能是实现物质交换。

3）肺循环功能。血液的肺循环路径为：右心室→肺动脉→肺各级毛细血管→肺静脉→左心房→左心室。通过肺循环，排出二氧化碳，呼吸新鲜空气，变静脉血为动脉血。肺循环的特点是流程短，只流经肺，主要功能是实现气体交换。

4. 消化系统

（1）基本结构。消化系统在人体消化与吸收方面起着重要作用。消化系统由消化管和消化腺两部分组成。

1）消化管。消化管是一条肌性管道，包括口腔、咽、食管、胃、小肠（十二指肠、空肠、回肠）、大肠（盲肠、阑尾、结肠、直肠）、肛门等部分。

2）消化腺。消化腺有小消化腺和大消化腺两种。小消化腺分布于消化管的管壁内。大消化腺分别为唾液腺、肝脏和胰腺，它们借助导管，将分泌的消化液排入消化管内帮助消化。

（2）基本功能。人体在生命活动中，为了满足生长、发育、生殖、修复等一系列新陈代谢活动的需要，必须从外界摄取营养物质。消化系统的基本功能是消化食物，吸收营养物质和排出食物残渣。

5. 泌尿系统

（1）基本结构。泌尿系统由肾脏、输尿管、膀胱、尿道组成。

肾脏左右各一，位于腹腔上部脊柱两侧，是泌尿器官。输尿管、膀胱、尿道为储尿和排尿器官。肾脏不断生成尿液，经输尿管运送到膀胱，在膀胱内暂时储存，达到一定容量时，就从尿道排到体外。在膀胱与尿道交界处有较厚的环形肌，叫作尿道括约肌。括约肌能关闭尿道内口，防止尿液自膀胱漏出。括约肌受意志控制。

（2）基本功能。泌尿系统的功能是将人体在代谢过程中产生的废物和毒物通过尿的形式排到体外，以维持机体内环境的相对稳定。

6. 生殖系统

（1）基本结构。人的生殖系统有男性生殖系统和女性生殖系统之分。男性生殖系统包括睾丸、附睾、输精管、精囊、前列腺、阴囊、阴茎等。女性生殖系统包括子宫、卵巢、输卵管、阴道、外生殖器等。

（2）基本功能。人的生殖系统的功能是产生生殖细胞，繁殖新个体，分泌性激素以维持男、女第二性征。

7. 内分泌系统

（1）基本结构。内分泌系统由内分泌腺和分布于其他器官的内分泌细胞组成。它与神经系统相辅相成，共同调节机体的生长、发育、代谢、生殖等，以维持机体内环境的稳定。人体主要的内分泌腺有脑垂体、松果体、甲状腺、甲状旁腺、胸腺、胰腺、肾上腺、性腺等。

（2）基本功能。内分泌系统的功能是调节机体的物质代谢和液体平衡，以维持机体内环境的稳定，保证生命活动的正常进行。

8. 神经系统

（1）基本结构。神经系统由脑、脊髓、周围神经组成。脑和脊髓称为中枢神经。

（2）基本功能

1）脑的基本功能。脑可分为大脑、小脑、间脑和脑干四部分。大脑是中枢神经的最高级部分，是思维、意识的器官，分左右两个半脑。小脑是平衡、共济运动、肌张力反射器官，主要控制身体的平衡及协调动作，受损后可引起共济运动失调，使身体平衡失调，出现走路跌倒的情况。间脑包括下丘脑和背侧丘脑等几部分，下丘脑是调节内脏活动的较高级中枢，如水代谢、食量调节、体温调节、睡眠和觉醒调节、性功能调节等，出现病变可发生尿崩症、贪食、厌食、中枢性高热、体温过低、嗜睡、意识不清、意识丧失、性腺萎缩或性功能亢进等；丘脑是将一切感受系统的刺激传向大脑的结构，如嗅觉、听觉、视觉、浅感觉、深感觉等，疼痛、冷热、接触等感觉在丘脑形成意识。脑干是连接大脑、小脑、脊髓的中间枢纽，主管传递进出脑部的信息，发生损害时可出现眼球活动障碍、视力下降、听力减弱、晕眩、呕吐、口眼歪斜、声音嘶哑、吞咽困难、饮水呛咳、震颤、反射亢进、情绪激动、强哭、强笑以及出现原始反射。脑干又称为“生命中枢”，这个部位受损将危及患者生命。

2）脊髓的基本功能。脊髓是中枢神经系统最低级的部分，功能有两方面：一方面为运动的感觉传导，使躯体、内脏和脑联系起来；另一方面为完成某些基本的反射活动，如腱反射排尿、排便反射等，正常情况下由高级中枢控制进行。

3）周围神经的基本功能。周围神经包括 12 对脑神经、31 对脊神经和植物性神经。植物性神经分为交感神经和副交感神经，主要功能是调节内脏、心血管的运动及腺体的分泌，控制体内的物质代谢活动，保证各种生命活动的顺利进行。交感神经占优势时，人体表现为心跳加快、血压升高、支气管扩张、消化管活动抑制等，副交感神经占优势时，表现则相反。正常情况下，这两类神经在中枢神经的统一管理下，维持着相对平衡的状态。

9. 感觉系统

（1）基本结构。感觉系统由感受器及其附属器构成。根据感受器的部位和接受刺激的来源，把感受器分为三类：第一类为外感受器，分布在皮肤、嗅黏膜、味蕾、视器和前庭蜗器等处，接受来自外界环境的刺激，如触、压、痛、光、声、嗅、味等；第二类为内感受器，分布在内脏和血管等处，接受来自内脏和血管的刺激，如压力、渗透压、温度和化合物浓度等；第三类为本体感受器，分布在肌肉、肌腱、关节和前庭器等处，接受运动和平衡时产生的刺激。眼、耳、鼻、舌、皮肤等是接受内外刺激的感觉器官。

（2）基本功能。感觉系统的功能是接受刺激，并将刺激转为神经冲动，该冲动经过感觉神经和中枢神经系统的传导通路，传导至大脑皮质，从而产生相应的感觉。

10. 免疫系统

人体的淋巴器官、其他器官（主要指消化道、呼吸道黏膜等）内的淋巴组织和全身各处的免疫细胞以及免疫活性物质，统称为免疫系统，共同执行免疫功能。免疫系统是机体保护自身的防御性结构，是执行免疫功能的器官、组织、细胞和分子的总称。人体免疫系统主要包括以下几道保护身体的防线：第一道防线为皮肤、黏膜及其分泌液、细胞膜、呼吸道、胃肠道、尿道及肾脏；第二道防线为吞噬作用、抗菌蛋白和炎症反应；第三道防线主要由免疫器官（扁桃体、淋巴结、胸腺、骨髓、脾脏等）和免疫细胞（淋巴细胞、吞噬细胞等）借助血液循环和淋巴循环组成。不过，单纯的屏障和过滤机制并不能完全保护我们，身体还有赖于组成免疫系统的血细胞和蛋白质来发挥防御功能。

学习单元 2　老年人生理功能衰老的表现

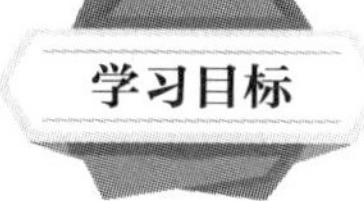

掌握老年人几大系统的生理功能变化
熟悉人体衰老的整体表现

一、老年人生理功能变化的主要表现

衰老是生命不可抵抗的自然规律，是生物体在其生命过程中，生长发育达到成熟期以后，机体的形态结构和生理功能所出现的一系列退行性变化。这是一个正常的生理变化过程，其过程是逐渐发展的。衰老的速度存在个体差异，而且在同一个体的不同系统、不同器官间的老化速度也不同步。这种差异与遗传、营养、职业、生活方式、体育锻炼、文化程度、心理健康、环

境等因素有关。我们通常认为人从 60 岁开始就进入老年期，其生理功能变化如下：

1. 运动系统的生理功能变化

老年人的脊柱纤维弹性下降，导致变矮。肌肉韧带随着运动减少而萎缩并变硬，纤维组织增生，肌肉力量减弱，肌肉弹性降低，易出现肌肉疲劳、腰酸腿疼，容易发生腰肌扭伤。老年人的骨骼相较于年轻时期发生明显改变，骨骼中有机物质减少或逐渐退化，出现骨质疏松，极易发生骨折，常见的是手腕部、坐骨和股骨等骨折。老年人的关节囊结缔组织增生、韧带退行性改变及组织纤维化，导致其关节僵硬，活动不灵活。

2. 呼吸系统的生理功能变化

老年人的呼吸肌、膈肌以及韧带萎缩，肋软骨钙化，使肺脏及气管弹性降低，呼吸功能减弱，肺活量下降，表现为活动增加常感到呼吸急促，呼吸次数明显加快，有时还会伴有节奏不齐等情况。由于换气困难，老年人多说话时会感到气促，所以，一次不能较长时间谈话。同时，老年人呼吸功能减弱，反射性咳嗽功能也下降，气管分泌物不易排除，致使其容易发生肺部感染、肺气肿、阻塞性肺疾患。

3. 循环系统的生理功能变化

老年人心肌出现退行性变化，心包外脂肪增多，心内膜增厚，心肌收缩力减弱。老年人心输出量比年轻人减少 30%~40%，且储备能力较小。窦房结内的自律细胞减少，常发生心率和心律的改变，使老年人心跳减慢，易出现期前收缩心房颤动及传导功能的变化。老年人由于动脉硬化，造成动脉血管弹性减弱，血管内管腔狭窄，使血液流动的阻力增加，导致血压升高。同时，老年人因冠状动脉口径变窄，供应心肌本身的血液减少，出现心脏本身供血不足，导致冠心病的发生。又因其自主神经不稳定，对血管的调节功能差，容易发生体位性低血压。老年人毛细血管变脆，静脉血管弹性降低，静脉回流困难，因而容易出现皮下出血、血栓、下肢肿胀、痔疮等。

4. 消化系统的生理功能变化

消化系统明显的变化是牙齿松动、脱落，胃肠蠕动减慢，胃排空延缓，消化腺分泌减少，食物的消化功能减弱，容易引起消化不良，对各种营养素的吸收减少，常使老年人发生一些营养素缺乏，如蛋白质、维生素及钙、铁等的缺

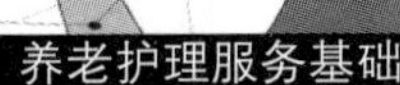

乏。胃肠蠕动减弱易使老年人发生大便秘结，排便困难。另外，由于肝脏的储存、代谢能力下降，肝脏对药物、毒素的代谢解毒功能减退，老年人用药时容易发生药物不良反应。

5. 泌尿系统的生理功能变化

老年人肾血管硬化，管腔缩小，致使有效肾血流量减少，肾小球滤过率下降，肾小管重吸收功能减退，对水、电解质调节功能降低，易发生水、电解质紊乱。老年人膀胱容量减少，膀胱肌肉萎缩，排尿收缩能力减弱，膀胱残余尿量增多，导致排尿次数增加，尤其夜尿次数增加，易发生尿急，甚至出现尿失禁。老年男性因前列腺增生，有时因感到排尿困难，有可能造成尿潴留，老年女性因尿道短，尿道肌肉萎缩，括约肌收缩不良，易发生压力性尿失禁和尿路感染。

6. 生殖系统的生理功能变化

女性 40 岁以后性激素分泌逐渐减少，45~50 岁开始绝经、停止排卵。绝经后，输卵管、卵巢、子宫、阴道黏膜开始萎缩，阴道壁变薄，外分泌腺减弱，分泌液减少，阴道干涩、瘙痒，抵御细菌感染的能力减弱，因此，要注意老年女性的外阴清洁。由于性激素水平下降，会出现一系列更年期症状，如暴躁、多疑、出虚汗、心慌等。男性更年期出现在 55~60 岁，也可能会出现性格变化。

7. 内分泌系统的生理功能变化

在衰老过程中，甲状腺和促甲状腺激素的合成和分泌减少，使甲状腺功能衰退。另外，老年人胰岛素的生物活性明显降低，易患糖尿病。

8. 神经系统的生理功能变化

随着年龄增长，神经系统的变化主要是脑组织萎缩，运动神经细胞萎缩、减少等。

（1）脑组织萎缩。随着年龄增长，老年人的脑组织逐渐萎缩。神经系统的进行性衰退导致老年人对外界事物反应能力和对冷、热的反应不敏感，对疼痛的反应迟钝，致使某些疾病的症状不易被及时发现。因此，当老年人感觉身体某部位出现疼痛或不舒适时，要特别留心观察和详细询问，防止掩盖症状，延误病情，发生意外。

（2）运动神经细胞萎缩、减少。老年人的运动神经细胞萎缩、减少，运动能力下降，所以，多数老年人运动迟缓（与肌肉细胞的萎缩、减少有关），一些保护性反射相对迟缓，给人以动作迟钝的印象。因此，要特别注意老年人的安全，如地面防滑、安装扶手、室内设施适合老年人肢体活动的距离等，避免发生意外。

（3）平衡能力下降。老年人运动缓慢，除了肌肉能力、运动能力的下降，平衡能力的下降也是一个原因。因此，照顾老年人时动作要轻缓，起卧速度不要过快，以防老年人不适或跌倒。

9. 感觉系统的生理功能变化

除因神经系统的变化导致老年人对外界事物反应迟钝外，感觉系统的变化也使他们对外界反应产生变化。其主要表现如下：

（1）视觉减退。由于晶状体失去弹性，老年人的眼肌调节能力降低而出现老花眼，造成视觉模糊。此外，老年人还容易出现白内障、视野变窄、瞳孔对光反应减弱等症状。

（2）听觉障碍。老年人由于听力障碍，听不清别人说话，常常答非所问，久而久之，不愿与别人交流，反应更加迟钝。

（3）皮肤感觉减弱。照护老年人时要注意防止冷、热和触觉的伤害。

（4）味觉变化。由于舌苔变厚，味蕾减少，唾液分泌减少，导致老年人的味觉大大降低，喜吃甜、咸食品，所以，应注意控制糖量和食盐的摄入。

二、人体衰老的整体表现

1. 衰老的时间

人的衰老是从性成熟以后开始的，以下是人体一些部位出现衰老的不同年龄：

（1）脸部皮肤。女性 19 岁左右开始长出第一条皱纹，35 岁左右脸部皮肤开始出现干燥、粗糙、松弛，面部轮廓不再清晰。

（2）肺。人的肺部从 20 岁开始衰老，肺活量从 20 岁起开始缓慢下降，到了 40 岁，运动强度稍大部分人就开始出现呼吸困难的情况。

（3）大脑和神经系统。人的大脑和神经系统从 22 岁开始衰老。大脑中的神经细胞会慢慢减少。40 岁后，神经细胞将以每天 1 万个的速度递减，从而对记忆力及大脑功能造成影响。

（4）头发。男性头发30岁后开始变白，女性头发则从35岁左右开始。人从60岁以后开始头皮毛囊变少，头发变稀。

（5）乳房。女性从35岁开始，随着体内雌、孕激素水平减少，乳房逐渐衰老、下垂。40岁后，乳晕会急剧收缩。

（6）肌肉。人的肌肉从30岁开始衰老。肌肉一直在生长，衰竭，再生长，再衰竭。30岁后，肌肉衰竭速度大于生长速度。过了40岁，人的肌肉开始以每年0.5%~2%的速度减少。

（7）骨骼。人的骨骼从35岁开始衰老。25岁前骨密度一直在增加，但35岁骨质开始流失，进入自然老化过程。80岁时身高会降低5 cm。

（8）心脏。人的心脏从40岁开始衰老。随着年龄的增长，心脏向全身输送血液的效率也开始降低。45岁以上的男性和55岁以上的女性心脏病发作的概率较大。

（9）牙齿。人的牙齿从40岁开始衰老，40岁以上成年人唾液的分泌量会减少。唾液可冲走细菌，唾液减少，牙齿和牙龈更易腐烂。牙周的牙龈组织流失后，牙龈会萎缩。

（10）眼睛。人的眼睛从40岁开始衰老，逐渐出现老花眼、白内障等。

（11）肾与前列腺。人的肾与前列腺从50岁开始衰老，出现夜尿增多。男性前列腺增生会引起一系列问题。

（12）听力。人的听力从55岁左右开始衰老，60多岁以上的人半数会因为听力老化导致听力受损，出现老年性耳聋。

（13）肠道。人的肠道从55岁开始衰老，导致人体消化功能下降，肠道疾病增多，容易发生便秘。

（14）味觉和嗅觉。人的味觉和嗅觉从60岁开始退化，60岁后味蕾减少，味觉和嗅觉功能逐渐衰退。

（15）声带。人的声带从65岁开始衰老，随着年龄的增长，人们的声音会变得轻声细气，且越来越沙哑。

（16）膀胱。人的膀胱从65岁开始衰老，65岁以上的老年人有可能丧失对排尿的控制。

（17）性器官。65岁时，25%的男性会勃起困难，渐渐出现勃起功能障碍。55 岁时，女性的阴道萎缩、干燥，阴道壁丧失弹性，性交会疼痛。

（18）肝脏。人的肝脏从 70 岁开始衰老，是体内唯一能挑战衰老进程的器官。

尽管人的衰老从 19 岁就开始，但是，在 60 岁之前，衰老的特征还不会普遍表现出来，要到 60 岁以后才明显出现皮肤松弛、脊柱弯曲、步履蹒跚、行动迟缓，发齿脱落、耳鸣耳聋、腰酸腿软、夜尿频多等症状。

2. 衰老的特点

（1）普遍性。人在大致相同的年龄内都会有衰老的表现。

（2）渐进性。人的衰老不是突然发生的，是持续渐进的演变过程。

（3）内在性。衰老是人固有的特性，受环境的影响，但不是环境造成的。

（4）不可逆性。已经产生的衰老变化是不会消失和恢复的。

（5）危害性。随着不断衰老，人的组织器官功能逐渐下降，直到消失，人的机体越来越容易发生疾病，最终死亡。

3. 寿命

寿命是指人类从出生开始，经过生长、发育、成熟、老化直至死亡前机体生存的时间，通常以年龄作为衡量寿命长短的尺度。寿命长短受多种因素影响，先天禀赋、后天培养、居住状况、社会制度、经济状况、医疗卫生条件等都会对人类的寿命产生影响。由于人与人之间的寿命有一定的差别，所以，在比较某个时期、某个地区或某个社会的人类寿命时，通常采用平均寿命。平均寿命常用来反映一个国家或地区的医学发展水平，它也可以表明社会的经济、文化状况。

第 2 节　老年人的心理特征

学习单元 1　老年人的心理特征概述

掌握老年人的认知特征
了解老年人的情绪特征
了解老年人的性格特征

知识要求

老年人各种生理活动的变化和衰退或多或少影响了老年人的心理活动。由于各系统的生理变化和逐渐衰退使大脑的营养供应不足，影响大脑功能而导致心理活动的衰退，老年人会在认知、情绪、性格等方面呈现不同特点。

一、老年人的认知特征

认知是指人们获得知识、应用知识以及信息加工的过程，这是人的最基本的心理过程。它包括感觉、知觉、注意力、记忆、思维、想象和语言等。

1. 知觉特征

人对物的知觉主要有空间知觉、时间知觉和运动知觉，这些知觉主要是通过眼睛提供的视觉线索，其次有听觉、嗅觉、味觉等。老年人由于各种感觉能力下降，知觉能力也受到影响，有时会发生对客观事物知觉的不准确，形成错觉。例如，知觉能力下降的老年人在过马路时，可以把远处飞驰而来的摩托车看成自行车，并误以为有足够的时间穿过，结果造成交通事故。因此，要特别注意老年人的交通安全，上街时应为其佩戴醒目标志，过马路要有人陪伴，老年人最好不要驾车。另外，老年人的生活环境要有序、简洁、安静，老年人的常用物品区别要分明。

2. 注意力特征

老年人因脑细胞萎缩、减少，致使注意力明显下降，对生活有很大影响。如对新生事物接受较慢，学习、思考时间稍长就感觉疲劳，兴趣范围狭窄等。根据老年人注意力的特点，养老护理员向老年人介绍新鲜事物时，语言要尽量简明、通俗易懂，安排老年人工作、学习的时间要短一些，组织老年人活动要生动、鲜明，尽可能增加老年人的生活乐趣等。

3. 记忆特征

老年人脑细胞萎缩、减少，造成记忆力下降，特别是近期记忆明显下降，老年人可能忘记刚发生的事，如半小时前服过药等。老年人还有可能找不到自己需要的东西，不知道自己要做什么，忘记别人的嘱托等，所以总要旁人提醒，或做备忘录。因此，老年人的生活要有规律，日常用品摆放要固定，要有良好的生活习惯，手边应有记事本，把需要做的事写在记事本上，避免遗忘。

4. 思维特征

思维与想象力衰退表现为语言表达能力下降，讲话啰唆、缓慢。老年人由于记忆能力减退，概念形成较慢，思维过程受到影响，但由于经验丰富的老年人对某些事物的认识可能更准确，因此不愿意接受新事物。

二、老年人的情绪特征

人的情绪反应是大脑、丘脑、脑垂体等多种器官参与的生理、心理反应。老年人脑细胞和内分泌组织细胞萎缩、减少，情绪反应时内分泌腺释放化学递质的速度减慢，数量减少，故情绪反应不如年轻人猛烈。但是，由于脑萎缩或软化，使得老年人情感脆弱，有时不能自控，容易冲动，情绪变化快。

三、老年人的性格特征

由于精力、体力逐渐衰退，大部分老年人的意志不如青年人。由于老年人神经过程抑制强、兴奋弱，在行为和活动中表现出沉着、安静、迟缓、自信等气质。老年人的性格易向两极演变，一极是性格强化、自尊心增强、固执、急躁等；另一极是性格弱化、无自信心等。因此，老年人常表现为谨慎、固执、刻板等。由于兴趣范围狭窄及社会交往减少，老年人容易感到孤独、寂寞。

学习单元2　老年人心理特征的影响因素

了解生理因素对老年人心理的影响
了解疾病因素对老年人心理的影响
了解家庭、社会因素对老年人心理的影响

一、生理因素对老年人心理的影响

随着年龄的增长，老年人的心理会发生很大变化。由衰老引起的心理改变主要包括感觉与知觉衰退、学习与记忆力衰退、思维与想象力衰退、意志衰退等方面。同时，老年人的情绪改变表现为情感不稳定，常有莫名其妙的焦虑，看不惯年轻人的一些言行，对喧闹容易感到烦躁。另外，老年人会因为体弱多病、子女不关心、缺乏亲友照顾等变得自卑、暴躁、易怒、忧郁、不安、孤僻，甚至不近人情或人格改变。

人格由本我、自我和超我组成。人格的三部分平衡协调使个体形成稳定的人格品质，一旦平衡失调，就会导致心理障碍。老年人因为衰老造成神经系统和器官的功能下降，导致本我、自我、超我失去平衡，引起人格改变。最文明的人格——“超我”是在人的成长过程中形成的。衰老让“超我”的作用减退乃至逐渐消失，使原始的“本我”表现突出，让老年人随着增龄而发生了不同程度的适应性渐差，甚至出现无视道德标准和社会行为规范而随心所欲的人格变化。

二、疾病因素对老年人心理的影响

近年来，医学界越来越重视心理健康程度与疾病的关系。现代医学和心理学研究表明，疾病的产生、症状、类型、发展以及病程长短、转归和预后有很多都是由心理、社会的紧张刺激因素所引起的行为和情绪方面的变化而导致的。情绪变化能够使神经系统、内分泌系统以及生殖系统发生生理性变化，最终导致疾病的产生。此外，躯体疾病和精神疾病也影响老年人的心理健康，如冠状动脉硬化性心脏、高血压，轻者会削弱老年人的记忆力和工作、生活能力，严重的则可能引起智力减退和痴呆，甚至长期卧床不起，而生活不能自理的老年人，更容易产生抑郁、焦虑、多疑、孤独、依赖和消极的心理。

当然，当严重的疾病让老年人即将面临死亡时，其心理改变的本能就是恐惧。具体心理变化包括从震惊、拒绝、气愤到讨价还价、悲伤，最后无可奈何地接受。

三、家庭、社会因素对老年人心理的影响

1. 离、退休

老年人因离、退休从紧张而有规律的工作状态变为自由的赋闲状态，人际交往范围缩小，来自单位同事、上下级之间的关心和帮助也随之减少，同时也因身体或疾病原因而远离社会，容易使老年人心理变得不稳定，如果不能很好地调节和适应，就会导致如离、退休综合征，焦虑，抑郁等心理问题。

2. 家庭矛盾

老年人离退休后，经济收入减少，家庭重心发生改变，老年人的家庭角色随之转换，原有的家庭关系会有所改变，家庭中会出现新的矛盾，家庭矛盾对老年人的心理健康将产生较大影响。

3. 丧偶

丧偶是重大的生活事件，对老年人的生活破坏最大，所带来的心理问题最不容易克服。"少年夫妻老来伴"，几十年的夫妻生活，一种相互关爱、相互支持的平衡状态突然被打破，会使老年人感到生活无望、乏味，甚至一蹶不振、积郁成疾。

4. 其他

社会文化因素和死亡的威胁。老年人受到社会的尊重，这是使老年人人格稳定的重要因素。但如果老年人得不到社会、家庭应有的尊敬，被周围人冷落，会使老年人丧失自信心，变得意志消沉。此外，由于同龄人的相继去世，再加上自身患有各种疾病，老年人会感到自己正在与死亡接近，从而导致心理问题的产生。

第 3 节　老年人的营养与膳食

学习单元 1　老年人的营养需求

熟悉营养素的基本知识
掌握老年人的营养需求

一、营养素的基本知识

1. 水

水是生命的源泉，人对水的需要仅次于氧气，水是维持生命的物质，机体的物质代谢、生理活动均离不开水的参与。水分是人类生存不可缺少的元素，它最大的功能是调节体温、滋润肌肤、输送养分和协助人体排除体内垃圾。人体细胞的重要成分是水分，正常成年人身体水分大约占体重的70%，婴儿体重的80%左右是水分，老年人身体55%是水分。

2. 碳水化合物

碳水化合物是为生命活动提供能源的主要营养素。碳水化合物到体内经生化反应最终均分解为糖，因此亦称为糖类。糖类包括蔗糖（红糖、白糖、砂糖）、葡萄糖、果糖、半乳糖、乳糖、麦芽糖、淀粉、糊精和糖原棉花糖等。在这些糖中，除了葡萄糖、果糖和半乳糖能被人体直接吸收，其余的糖要在体内转化为葡萄糖后，才能被吸收利用。糖的主要功能是提供热能。人体所需要的70%左右的能量由糖提供。此外，糖还是构成组织和保护肝脏功能的重要物质。体内糖分过多时，多余部分将以糖原的形式储存在肝脏内，当体内缺乏糖分时，肝糖原转为葡萄糖而被身体利用。

3. 蛋白质

蛋白质是生命的物质基础，没有蛋白质就没有生命。机体中的每一个细胞和所有重要组成部分都有蛋白质参与。蛋白质占人体体重的16.3%，被摄入的蛋白质在体内经过消化、分解成为氨基酸，氨基酸被吸收后在体内主要用于重新按一定比例组合成人体蛋白质，同时新的蛋白质在不断代谢与分解，人体内的蛋白质含量时刻处于动态平衡中。因此，食物蛋白质的质和量、各种氨基酸的比例，关系到人体蛋白质合成的量，尤其是青少年的生长发育、孕产妇的优生优育、老年人的健康长寿都与膳食中蛋白质的量有密切的关系。蛋白质是维持生命不可缺少的物质。

4. 脂肪

食物中的油脂主要是油和脂肪，一般把常温下是液体的油脂称作油，而把常温下是固体的油脂称作脂肪。脂肪是储存和供给能量的主要营养素。每克脂肪所提供的热能为同等重量碳水化合物或蛋白质的 2 倍。机体细胞膜、神经组织、激素的构成均离不开它。脂肪还起到保暖隔热，支持、保护内脏、关节、各种组织，促进脂溶性维生素吸收的作用。

5. 纤维素

纤维素是不被消化的碳水化合物，但其作用不可忽视。纤维素分为非水溶性和水溶性两类。非水溶性纤维素不被人体消化吸收，只停留在肠道内，可刺激消化液的产生和促进肠道蠕动，吸收水分利于排便，对肠道菌群的建立也起到有利的作用；水溶性纤维素可以进入血液循环，降低血浆胆固醇水平，改善血糖生成反应，影响营养素的吸收速度和部位。

6. 维生素

维生素是维持人体正常生理功能所必须具备的一类化合物，它们不提供能量，也不是机体的构造成分，但膳食中不可缺少，如某种维生素长期缺乏或不足，即可导致代谢紊乱，以及出现病理状态而形成维生素缺乏症。维生素可分为两类，一类为脂溶类维生素，包括维生素 A、维生素 D、维生素 E、维生素 K，它们可在体内储存，不需要每日提供，但过量会引起中毒；另一类为水溶性维生素，包括维生素 B 族、维生素 C 等，它们不在体内储存，需要每日由食物提供，由于代谢快，不易引起中毒。

7. 矿物质

矿物质是人体的主要组成物质，是构成人体组织和维持正常生理功能所需的各种元素的总称。其中，碳、氢、氧、氮约占人体重总量的 96%，钙、磷、钾、钠、氯、镁、硫占 3.95%，其他则为微量元素（共 41 种），常被人们提到的有铁、锌、铜、硒、碘等。每种元素均有其重要的、独特的、不可替代的作用，各元素间又有密切相关的联系，在儿童营养学研究中这部分占很大比例。矿物质虽不供能，但有重要的生理功能：①矿物质是构成骨骼的主要成分；②矿物质能够维持神经、肌肉的正常生理功能；③矿物质是组成酶的成分；④矿物质能够维持人体渗透压，保持酸碱平衡。

二、老年人的营养需求

1. 能量

由于老年人代谢功能逐渐降低，腺体分泌量减少、消化能力减弱以及体力活动减少，所以对能量需要也相应降低。当老年人摄入的能量过多时，可能造成体脂占体重的百分比不断增加，形成超重和肥胖，并且易导致动脉粥样硬化和糖尿病等。因此，学者建议随年龄的增长校正能量的供给，如60~70岁的老年人比青壮年供给能量减少20%左右。

2. 蛋白质

蛋白质是生命活动的基本物质。老年人的分解代谢大于合成代谢，蛋白质的合成能力差，摄入的蛋白质利用率低，如果饮食中蛋白质供应不足，就可能引起老年慢性营养不良、贫血等疾病。但是，由于老年人肝、肾功能降低，过多摄入蛋白质，又会增加肝脏、肾脏负担，因此蛋白质摄入量应少而质优。每日蛋白质的摄入量以达到每千克体重1.0~1.2 g为宜，优质蛋白质摄入量应为总蛋白质摄入量的40%。动物性食物优质蛋白质可考虑奶类、蛋类、鱼虾、瘦肉类等，植物性食物优质蛋白质可考虑豆类及其制品等。

3. 脂肪

老年人随着年龄的增长，总脂肪量明显增加。其中主要增加的是胆固醇，甘油三酯和游离脂肪酸也有所增加。脂肪和胆固醇摄入过多，易引起血中胆固醇，特别是氧化的低密度脂蛋白胆固醇的增加，造成动脉粥样硬化，增加心脑血管疾病的发生概率。此外，脂肪摄入量也与结肠癌、乳腺癌、前列腺癌、胰腺癌的死亡率成正比。

我国60岁以上老年人身体质量指数（BMI）大于25的比例高于全国成年人平均值，因此，老年人在饮食中控制脂肪摄入量是必要的。《中国居民膳食营养素参考摄入量》中规定，60岁以上老年人膳食脂肪提供的能量应占一天总能量的20%~30%。胆固醇每人每天摄入量宜小于300 mg。世界卫生组织建议敏感人群每人每天膳食中胆固醇含量应低于200 mg。一些含胆固醇高的食物，如动物内脏、鱼卵、蟹黄、蛋黄等，老年人不宜多食。

4. 碳水化合物

老年人的糖耐量降低，血糖的调节作用减弱，容易使血糖升高，因此，不宜食用含蔗糖高的食物，碳水化合物应以含有丰富淀粉的谷类为主，淀粉能促进肠道中胆酸及胆固醇的排泄。老年人膳食中碳水化合物提供的能量应占一天总能量的 55%~65%。如果摄入过多的糖，糖会在体内转变成脂肪，引起高脂血症。

此外，不少食物中的多糖类物质，如枸杞多糖、香菇多糖等，有提高机体免疫功能和促进肠内双歧杆菌生长的作用，有益于老年人的健康长寿。

5. 矿物质

矿物质中的微量元素与心血管疾病及脑血管疾病的关系越来越引起人们的重视。

（1）钙。老年人的钙吸收率低，对钙的利用和储存能力低，尤其是妇女绝经后多容易出现骨质疏松，因此，老年人需要补充足量的钙质。中国营养学会推荐老年人膳食钙的适宜摄入量男女均为每天 1 000 mg，最高可耐受摄入量为每天 2 000 mg。

（2）铁。老年人对铁的吸收利用率下降且造血功能减退，血红蛋白含量减少，易出现缺铁性贫血，我国老年人的贫血患病率为 50%左右，故要注意补充铁。老年人铁的适宜摄入量为每天 15 mg，最高可耐受摄入量为每天 50 mg。

（3）钠。老年人味觉降低，容易引起食盐摄入过量，而血液中钠含量升高是高血压的危险因素，故老年人要注意控制钠的摄入，每天摄入量小于 6 g。

（4）其他微量元素。铬和锰具有防止脂质代谢的失常和动脉粥样硬化的作用。镁对心肌的结构和功能起着良好的作用，能改善脂质代谢和凝血机制，防止动脉壁损伤，预防动脉粥样硬化的发生。硒对维持心肌功能具有重要作用，要注意补充。

6. 维生素

老年人的生理机能下降，特别是抗氧化功能和免疫功能下降，因此维持体内的维生素含量是十分重要的。维生素 A 的补充能降低肺癌的发生；维生素 C 是水溶性抗氧化剂，对保护血管壁的完整性、改善脂质代谢和预防动脉粥样硬化有良好的作用；维生素 D 的补充有利于防止老年人的骨质疏松症；维生素 E 是一种天然的抗氧化剂，能防止多不饱和脂肪酸氧化，预防体内的过氧化物生成，有延缓衰老的作用。维生素 B 族是构成人体内生化代谢的重要辅酶，对人体健康和疾病预防起着重要作用。

7. 膳食纤维

由于老年人肠道蠕动弱，活动减少，容易发生便秘，故摄入膳食纤维十分必要。膳食纤维作为不能被人体消化吸收的碳水化合物，可以增加粪便的体积，促进肠道的蠕动，减少肠道对胆固醇的吸收，促进胆汁的排泄，降低血胆固醇水平，对预防心脑血管疾病和痔疮、结肠癌等疾病有良好的作用。膳食纤维的适宜摄入量为每天 30 g。

学习单元 2　老年人的合理膳食

掌握老年人合理膳食的原则
了解患有常见慢性病老年人的膳食指导

一、老年人合理膳食原则

1. 饮食多样化

饮食多样化包括食物的品种多样、荤素搭配、粗细搭配。在日常饮食中粮豆混食比单吃精米细面要好得多，因为就粮谷而言，大量的维生素与无机盐主要分布于谷粒的外层。碾磨过细会损失许多营养素。另外，粗细粮搭配、各种不同食物混合食用，还能起到营养素互补作用，提高食物的营养价值，如图 2—1、图 2—2 所示。

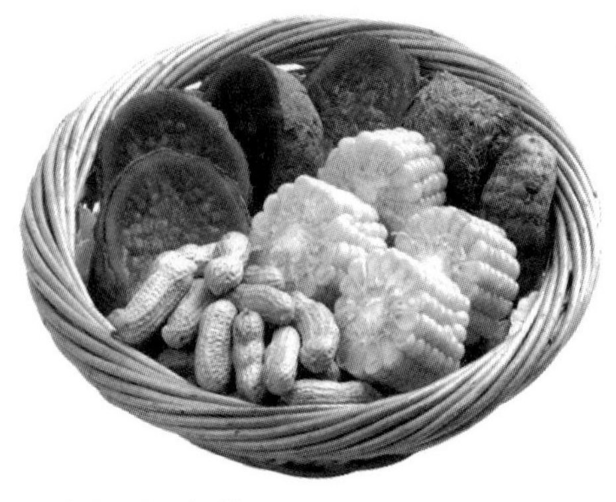

● 图 2—1　粗粮

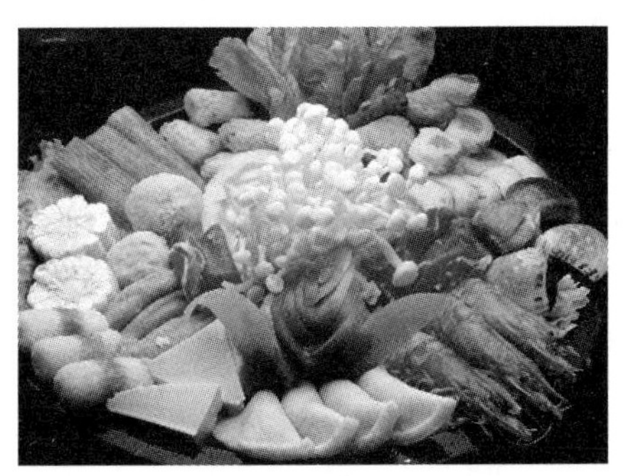

●图 2—2 食物荤素搭配

2. 多吃新鲜蔬菜、水果

蔬菜和水果含有丰富的维生素、矿物质和膳食纤维。对老年人来说，每日摄入食物总量中应有 1/3 是蔬菜、水果，应保证每餐有 1~2 种蔬菜，每天吃 2~3 种水果，水果宜放在两餐之间吃，而不是饭后吃，这样有助于保持血糖稳定。

3. 每天饮用奶类、多吃豆类

奶类、奶制品含钙量高，摄入充足的奶类食品有利于预防骨质疏松症，同时奶类又是优质蛋白质的良好来源，因此老年人的每日饮食中最好有 200~300 mL 牛奶或酸奶。豆类可提供植物性优质蛋白，同时研究证实，多食用豆类对预防骨质疏松和心脑血管疾病有利。

4. 饮食宜清淡

贪食过甜或过分油腻的食品，会使糖与脂肪摄入过量，造成肥胖和胃肠负担，还容易引起心血管疾病和糖尿病；食盐过多易引起高血压等疾病。因此，老年人应尽量不吃油炸、烟熏、腌制的食物。

5. 不暴饮暴食

老年人应避免吃得过饱，以防造成胃肠负担，或引起肥胖、高血压、糖尿病及肝肾疾病等。

6. 不勉强进食

老年人若没有胃口或没有食欲，不要勉强进食，以免造成胃肠不适。首先应查明原因，对症治疗，其次营造轻松、愉快的进餐环境，烹制可口的饭菜来增加食欲。

7. 饮食要定时定量

饮食定时定量能使消化道乃至整个肌体代谢活动劳逸相间，促进消化、吸收、利用，充分发挥食物的效能。若经常食无定时，就会扰乱身体的生理活动规律，发生胃肠疾病和营养不良。

8. 饮食不过冷过热

饮食要温度适中，过冷或过热都会伤及脾胃，导致消化不良。过冷使胃肠道受冷刺激而痉挛，产生腹痛、腹泻；过热易损伤上消化道黏膜，甚至容易引起癌症。

9. 细嚼慢咽，不囫囵吞食

细嚼慢咽，可使食物与唾液充分混合，经过咀嚼使食物被充分碾碎，形成食团送入人的胃内，有益于食物的消化吸收。

二、患有常见慢性病老年人的膳食指导

1. 糖尿病老年人的膳食指导

糖尿病老年人应少食多餐，定时、定量、定餐。控制总能量、适量控制脂肪、适量增加蛋白质的摄入，增加多糖、维生素、膳食纤维的摄入。

2. 高血压老年人的膳食指导

高血压老年人的饮食应做到“三低”“三高”。“三低”为低盐、低糖、低脂，“三高”为高饮水量、高水果蔬菜量、高蛋白量。

3. 冠心病老年人的膳食指导

冠心病老年人的饮食应坚持“四低”“三高”的原则。“四低”为低盐、低糖、低脂、低胆固醇，“三高”为高纤维素、高维生素、高优质蛋白摄入。

4. 骨质疏松老年人的膳食指导

骨质疏松预防的饮食原则是“三高”，即高钙、高维生素 D、高植物膳食。避免摄入过多的盐、糖、咖啡因、酒等，减少钙的流失。

5. 老年肥胖者的膳食指导

老年肥胖者的膳食原则是“五低”“三高”。“五低”为低能量、低盐、低糖、低脂、低胆固醇，“三高”为高纤维素、高维生素、高蛋白摄入。

6. 痛风老年人的膳食指导

痛风老年人的饮食原则是“三低”“一多”“一高”，即低嘌呤、低盐、低

脂，多饮水，高维生素摄入。

第 4 节　老年人常见症状的观察与护理

学习单元 1　发热的观察与护理

了解发热的概念及原因
了解发热的临床分级及常见热型
熟悉发热的观察及护理要点

一、发热的概念及常见原因

1. 概念

机体在致热源的作用下或由于各种原因引起体温调节中枢功能障碍，导致体温升高并超出正常范围，称为发热。

2. 常见原因

发热分为感染性发热和非感染性发热，以感染性发热为多见，占发热原因的 50%～60%。

（1）感染性发热。各种病原体如细菌、病毒、真菌、支原体、立克次体、螺旋体、寄生虫等感染均可引起发热。

（2）非感染性发热

1）无菌性坏死物质的吸收：如大手术后组织损伤、大出血、心肌梗死、大面积烧伤。

2）抗原抗体反应：如风湿热、结缔组织病等。

3）内分泌与代谢障碍：如甲状腺功能亢进、严重脱水等。

4）恶性肿瘤：如肺癌等。

5）体温调节中枢功能失常（也称中枢性发热）：如中暑、重度安眠药中毒、脑出血、颅内压增高等。

6）皮肤散热减少：如慢性心力衰竭、广泛性皮炎等。

7）其他原因：如剧烈运动，药物或输液、输血反应等。

二、发热的分级及观察要点

1. 发热的临床分级

以口腔温度为例，发热程度可划分为四个级别：37.3～38℃为低热，38.1～38.9℃为中等热，39～41℃为高热，41℃以上为超高热。

2. 发热的过程及临床表现

（1）体温上升期。此期的特点是产热大于散热。患者主要表现为皮肤苍白、干燥无汗，觉得外界非常寒冷。

（2）高热持续期。此期的特点是产热与散热在较高水平趋于平衡。患者主要表现为面色潮红、皮肤灼热、口唇干燥、脉搏呼吸加快、头痛、全身不适等。

（3）退热期。此期的特点是散热大于产热，体温逐渐下降达到正常水平。患者主要表现为大量出汗、皮肤潮湿。此期由于大量出汗，体液丧失较多，易出现血压下降、脉搏细弱、四肢厥冷等虚脱或休克现象，要加强观察。

3. 常见热型

（1）稽留热。患者体温持续在39～40℃，达数天或数周，24小时内波动范围不超过1℃。常见于肺炎球菌肺炎、伤寒等。

（2）弛张热。患者体温在39℃以上，24小时内波动范围超过1℃以上，体温最低时仍高于正常水平。常见于风湿热、化脓性炎症、败血症等。

（3）间歇热。患者体温骤然升高至39℃以上，持续数小时或更长时间，然后下降到正常及其以下，经过一个间歇，体温又升高，并反复发作，即高热期与无热期交替出现。常见于疟疾、急性肾炎等。

（4）不规则热。患者发热无一定规律，持续时间也不定。常见于流行性感冒、癌性发热等。

4. 观察要点

（1）观察患者生命体征，注意患者呼吸、脉搏和血压的变化。定时监测患者体温，高热时每 4 小时测量一次，降温后 30 分钟复测体温。注意患者发热类型、程度。

（2）观察患者有无寒战、出血、淋巴结肿大、结膜充血、关节肿痛及意识障碍等伴随症状。

（3）注意患者水电解质平衡，患者大量出汗、呕吐时观察有无脱水现象。

（4）观察患者皮肤有无皮疹、出血点、紫癜等。注意患者末梢循环情况，高热而四肢厥冷、发绀等提示病情加重。

（5）观察患者发热的原因及诱因是否消除。

（6）观察治疗效果，比较患者接受治疗前后全身症状及实验室检查结果。

（7）观察患者饮水量、尿量及体重变化。

三、发热的护理要点

（1）叮嘱患者卧床休息、减少活动量，对于谵妄、躁动等意识障碍者应为其加床挡，注意安全。

（2）帮助患者降低体温，对于体温高达 39℃以上的患者应优先选择物理降温，如用冷毛巾、冰袋敷患者的额头、腋下、腹股沟等部位，也可选择温水擦浴、酒精擦浴等方式达到降温目的。上述方法无效时，遵医嘱药物为其降温，注意药物的剂量。

（3）加强病情观察，定时监测患者体温，并做好记录。

（4）保持室内环境安静整洁，温、湿度适宜，空气清新，每天可定时开窗通风。

（5）为患者选择营养丰富、清淡易消化的流质或半流质食物，鼓励患者多饮水，以补充高热消耗的大量水分，并促进毒素和代谢产物的排出。

（6）帮助患者保持皮肤清洁、干燥，出汗后要及时为其更换衣服，防止其受凉。

（7）协助患者漱口，酌情口腔护理每日 1~2 次。

学习单元 2 疼痛的观察与护理

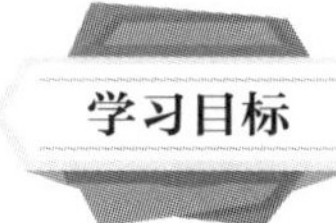

了解疼痛的概念
了解几种疼痛的常见原因
熟悉几种疼痛的观察要点
掌握几种疼痛的护理要点

一、疼痛的概述

1994 年，国际疼痛研究会给出疼痛的定义是：疼痛是一种不愉快的感觉和情绪体验，与体内的组织损伤或潜在组织损伤有关。

疼痛是一种复杂的主观感受，是近年来非常受重视的临床常见问题，也被称为第五生命体征。疼痛是一种症状，是人体患病和受到伤害的警示信号。疼痛与疾病的发生、发展与转归有着密切的联系，是临床上诊断、鉴别疾病的重要指征之一，也是评价治疗与护理效果的重要标准。

疼痛有多种分类方法，按疼痛部位可分为头痛、胸痛、腹痛、腰背痛、关节痛等。老年人因各种慢性疾病更易诱发疼痛，常见的疼痛包括来自骨关节系统的疼痛、头痛、颈肩腰背部疼痛、周围神经痛等，持续性疼痛往往引起失眠，给老年人带来心理压力，如焦虑和抑郁，导致日常功能受损，严重影响他们的生活质量。

二、几种疼痛的常见原因及观察、护理要点

1. 关节痛

（1）关节痛的常见原因。关节痛是老年人的常见症状之一，疼痛牵涉范围广泛，病因各异，临床上可分为急性关节痛和慢性关节痛两类，常见于以下病因：

1）外伤。最常见的原因有关节骨折、关节脱位、韧带损伤、软骨损伤、软组织损伤等。

2）感染。如急性化脓性关节炎、结核性关节炎等。

3）自身免疫与变态反应性疾病。如红斑狼疮、风湿病、类风湿性关节炎等。

4）代谢障碍性疾病。如痛风性关节炎等。

5）肿瘤所致的关节痛。如关节肿瘤、骨肉瘤、骨髓瘤等。

6）过度劳损引起的疼痛。如肩周炎、关节滑膜炎等。

7）其他。如骨质疏松症、骨性关节炎等均可引起关节疼痛。

（2）关节痛的观察

1）关节痛与发病年龄、性别、职业有着一定的关系。如增殖性关节炎、痛风性关节炎多见于老年人，化脓性关节炎多见于儿童，风湿性关节炎多见于成年女性。

2）起病情况。服药过程中出现的可能为过敏性关节炎，天气变化时出现的可能为风湿、类风湿性关节炎。

3）关节痛的部位。游走性关节痛多见于风湿性关节炎，对称性关节痛多为类风湿性关节炎。

4）关节痛的性质和程度。关节痛的程度差异较大，疼痛剧烈者一般由急性炎症、急性风湿、痛风急性发作所致，轻度关节痛多见于增殖性关节炎等。

5）关节痛伴随症状。化脓性关节炎常表现出高热、寒战，类风湿性关节炎常表现为微热，结核性关节炎多表现为消瘦、微热、盗汗乏力，剧痛多为肿瘤引起的疼痛。

（3）关节痛的护理要点

1）叮嘱患者注意休息，且最好是卧床休息，并协助患者满足生活需要。

2）提示患者注意保暖、防冻、防潮等。

3）预测患者是否需要镇痛药或其他止痛措施，帮助患者解除疼痛。

4）对患者主诉疼痛立即给予回应，如表示关心、采取相应的措施等。

5）如果患者的疼痛程度不缓解或与以往有明显变化，及时报告医生。

6）对急性发生或扭转、摔倒后引起的疼痛，尽量做到固定搬动。

2. 头痛

头痛为临床常见症状，是由各种原因刺激颅内外的疼痛敏感结构所引起的从眉以上至下枕部之间的头颅疼痛。根据头痛的起病方式可将头痛分为：①急性头痛，如蛛网膜下腔出血和其他脑血管病变、脑膜炎等；②亚急性头痛，如颅内动脉瘤、巨细胞动脉类等；③慢性疼痛，如偏头痛、血管紧张性头痛等。根据头痛的发病原因可将头痛分为原发性头痛、继发性头痛及其他类型的头痛。头痛可能是某些严重疾病的早期或突发症状，尤其是对突然发生的持续不愈的剧烈头痛应予以重视。

（1）头痛的常见原因

1）感染。颅内感染或身体其他部位急性感染均会引起发热性头痛。颅内感染如脑膜炎、脑炎、脑脓肿、颅内寄生虫感染等；急性感染如流行性感冒、肺炎等。

2）脑血管病变。如蛛网膜下腔出血、脑血栓、高血压脑病、脑供血不足等均会引起头痛。

3）颅内高压。如颅内血肿、肿瘤、囊肿、脓肿等占位性病变导致颅内压增高并引起头痛，常为持续性胀痛，阵发性加剧，并伴有喷射性呕吐。

4）神经病变。如枕神经炎、鼻咽癌侵犯三叉神经引起的头痛。

5）其他。中暑、颅脑外伤、毒物及药物中毒、精神因素等均可引起头痛。

（2）头痛的观察

1）了解患者头痛的部位、性质和程度。询问患者是全头痛还是局部头痛，是胀痛、撕裂样痛、针刺样痛还是钝痛、搏动性痛。双颞部搏动性疼痛，常见于偏头痛；电击样或刀割样剧痛，多为脑神经痛；颅内占位性病变常表现为钝痛；全头痛常见于全身性疾病或颅内感染。

2）了解患者头痛的规律。询问患者头痛的起病方式、发作频率、时间长短、加重或缓解的因素等。如突起的剧烈头痛可能提示蛛网膜下腔出血；慢性进行性加重的头痛多提示脑肿瘤；卧位时无症状，立位时出现头痛可能提示低颅压。

3）了解患者头痛的伴随症状，有无恶心、呕吐、发热、视物模糊、复视、失语、昏迷等。如颅内压增高时头痛剧烈伴有喷射性呕吐；青光眼和脑肿瘤者头痛常伴有视力障碍；颅内感染所致的头痛常伴有高热。

4）观察慢性头痛患者的心理变化，是否因长期反复头痛而产生情绪波动，如焦虑、抑郁、失眠等，了解头痛对患者日常生活和工作的影响。

（3）头痛的护理要点

1）保持患者所处环境安静整洁、光线柔和，避免各种刺激。

2）了解患者头痛的原因，采取措施预防和缓解疼痛，如冷/热敷及按摩法、理疗、压迫颈总动脉等，必要时遵医嘱给予其镇痛药。

3）叮嘱患者多休息，避免疲劳和精神紧张，保持心情舒畅，尽可能避免引起或加重头痛的因素。

4）采用放松疗法，如播放音乐，帮助患者进行指导式想象或练气功。

5）观察患者的表情、姿势、生命体征、意识状态、瞳孔变化及头部外伤等情况。

6）颅内压增高患者要绝对卧床休息，抬高床头 15°～30°，使其头偏向一侧，防止其误吸呕吐物，密切观察患者有无脑疝的先兆，遵医嘱进行相应的处理。

7）对慢性头痛患者做好心理护理，指导其调整心态，保持正常睡眠，帮助其树立战胜疾病的信心。

3. 胸痛

（1）胸痛的常见原因。胸痛主要由胸部疾病所致，少数由其他部位的病变累及壁层胸膜所致。胸痛的剧烈程度不一定与病情轻重一致。引起胸痛的病因常包括以下几种：

1）胸壁病变。如胸壁外伤、急性皮炎、皮肤蜂窝组织炎、带状疱疹、非化脓性肋软骨炎、肋骨骨折、肋间神经炎等。

2）心血管病变。如心绞痛、急性心肌梗死、急性心包炎、心肌炎、主动脉瘤和心脏神经官能症等。

3）呼吸系统疾病。如胸膜炎、肺炎、胸膜肿瘤、气胸、肺结核、肺癌等。

4）纵膈及其他组织病变。如纵膈炎、纵膈肿瘤、纵膈脓肿、食管炎、食道痉挛、食管癌、肝脓肿、脾梗塞等。

（2）胸痛的观察

1）观察患者疼痛的部位。一般胸壁疾病引起的疼痛部位固定且有局部疼痛，如有红肿、热痛等症状，常为胸壁皮肤炎症；带状疱疹呈多数小水泡群，沿神经分布，不越过中线，有明显的痛感。干性胸膜炎胸痛常位于患侧腋前线或腋中线附近；心绞痛与急性心肌梗死的疼痛常位于胸骨后或心前区。

2）观察患者胸痛的性质。肋间神经痛呈阵发性灼痛或刺痛，心绞痛呈压榨样痛，可伴有窒息感，并向左肩、左臂内侧放射；肺癌为持续闷痛。自发性气胸、急性胸膜炎、肺梗塞等常呈患侧的剧烈胸痛。

3）观察患者胸痛发作的时间和影响因素。心绞痛呈阵发性痛，含服硝酸甘油片能迅速得到缓解；心肌梗死呈持续性剧痛，硝酸甘油不能缓解；自发性气胸及胸膜炎常因咳嗽或深呼吸而加剧。

4）观察患者胸痛的伴随症状。伴有咳嗽多见于气管、支气管病变；伴有咯血多见于肺癌、肺结核；伴有吞咽困难多见于食管癌；剧咳后突发胸痛，伴有呼吸困难多见于自发性气胸。

（3）胸痛的护理要点

1）叮嘱患者注意休息、调整情绪、转移注意力，可减轻疼痛。

2）提示患者采取舒适的体位，如半卧位或坐位，胸膜炎患者可取患侧卧位，以减少局部胸壁与肺的活动，缓解疼痛。

3）为患者止痛。根据胸痛的原因及部位为患者采取相应的止痛措施。如因胸部活动引起剧烈胸痛者，可用 15 cm 宽胶布固定患侧胸廓，降低呼吸幅度，减轻疼痛。或采用分散注意力如听音乐、局部冷/热湿敷、肋间神经封闭等方法减轻疼痛，必要时遵医嘱使用镇痛药。

4）对心绞痛引起的胸痛，可给予患者硝酸甘油，舌下含服，并尽可能减少刺激因素，防止心肌梗死的发生。已发生心肌梗死的患者要绝对卧床，禁止其用力大小便，积极配合医生进行相应的处理。

4. 腹痛

（1）腹痛的常见原因。腹痛在日常生活中很多见，起因较为复杂。腹痛多由腹腔器官病变引起，也可由腹腔外疾病及全身性疾病引起。腹痛可分为急性和慢性，急性腹痛起病急、病程短，慢性腹痛起病缓、病程长。急性腹痛常由腹腔器官的急性炎症、扭转或破裂，空腔器官梗阻或扩张等引起。而慢性腹痛常由腹腔器官的慢性炎症、消化性溃疡、肿瘤压迫、胃肠神经功能紊乱等引起。此外，某些疾病如糖尿病，泌尿生殖器官疾病如尿路结石、宫外孕、泌尿系统感染、痛经等亦可引起腹痛。急性腹痛，常提示病情危重，需要紧急处理，否则可能危及生命。

（2）腹痛的观察

1）观察患者腹痛的部位。胃十二指肠疾病、急性胰腺炎疼痛多发病于中上腹；胆囊炎、胆石症等多发病于右上腹；急性阑尾炎先发病于上腹部后转移到右下腹；小肠疾病多发病于脐周；大肠病变多发病于腹部一侧或双侧。

2）观察患者腹痛的性质及程度。腹痛可表现为隐痛、胀痛、钝痛、灼痛、刀割样痛、钻顶样痛或绞痛等，观察时应注意患者是持续性腹痛还是阵发性腹痛。饱餐、饮酒后突发中上腹剧痛多为胃十二指肠穿孔；右上腹痛呈阵发性绞痛，并放射至右肩，多为胆囊炎、胆石症等；上腹正中偏左剧烈腹痛，伴有呕吐，疼痛呈持续性、阵发性加重，放射至侧腰部，多见于急性胰腺炎；停经6周左右，突发下腹痛伴有阴道流血者，多见于宫外孕；侧腹或下腹阵发性绞痛，放射至腰背部，伴有尿血、尿频者多见于尿路结石。

3）观察伴随症状，腹痛如出现以下症状，必须尽快送医院救治：①腹痛逐渐加重或不能忍受；②伴有高烧；③伴有剧烈呕吐或吐血；④伴有腹膜刺激征如腹部肌肉硬如板状，腹部不能触摸，患者呈弯腰屈膝位；⑤患者出现休克症状，如四肢湿冷、面色苍白、脉搏细弱、血压下降等。

（3）腹痛的护理要点

1）密切观察并记录患者腹痛的部位、性质及程度、持续时间、伴随症状等，协助医生明确诊断。未明确诊断前，患者禁用或慎用镇痛药，以免掩盖症状，延误病情。

2）急性腹痛患者应卧床休息，帮助其取舒适体位以减轻疼痛。应对烦躁不安的患者，可采取防范措施，防止坠床等意外发生。

3）对于慢性疼痛患者可为其采取非药物性方法缓解疼痛，如指导式想象、音乐疗法、局部热敷法（急腹症除外）、针灸止痛法等。

4）诊断明确后，遵医嘱提醒患者使用镇痛药，并观察药物疗效及副作用。

5）做好患者的心理护理。腹痛对患者日常生活和工作都会造成影响，尤其是慢性腹痛更会导致患者情绪低落、消极悲观。应对患者进行全面的心理评

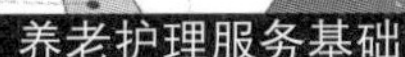

估，有针对性的心理疏导可帮助患者缓解紧张、恐惧心理，也利于增强患者对疼痛的耐受力。

学习单元3　皮肤瘙痒的观察与护理

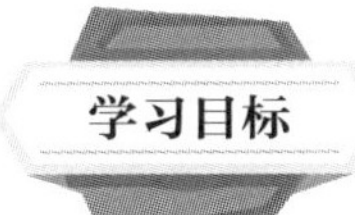

了解皮肤瘙痒的概念及常见原因
熟悉皮肤瘙痒的观察要点
掌握皮肤瘙痒的护理要点

一、皮肤瘙痒的概念及常见原因

1. 概念

瘙痒症是一种仅有皮肤瘙痒而无原发性皮肤损害的皮肤病症状。根据皮肤瘙痒的范围及部位，一般分为全身性瘙痒症和局限性瘙痒症两大类。

2. 皮肤瘙痒的常见原因

(1) 全身性瘙痒症多见于糖尿病、尿毒症、甲状腺功能亢进或衰退、胆汁性肝硬化、胆管肿瘤、缺铁性贫血、淋巴系统肿瘤、神经性皮炎等。环境因素如凉寒、多风、气候干燥等易导致皮肤瘙痒；生活习惯如使用碱性强的肥皂、洗澡水过热、穿着化纤织物等易导致皮肤瘙痒；老年人因皮脂腺退化，皮肤更易干燥脱屑导致皮肤瘙痒。

(2) 局限性瘙痒症。肛周瘙痒症多与蛲虫病、痔疮、肛瘘有关；女性阴部瘙痒症多与阴道炎、淋病有关；阴囊瘙痒症、头皮瘙痒症多与真菌感染、局部多汗潮湿有关。

二、皮肤瘙痒的观察要点

1. 观察患者的瘙痒发生部位与持续时间。注意患者是阵发性瘙痒还是持续性瘙痒，如患者出现持续性瘙痒或反复性瘙痒，则往往是全身或内脏疾病的一种外在表现。

2. 观察患者的瘙痒发生与季节、温度、湿度、精神及饮食、药物、接触物是否有关。

3. 患者瘙痒发作时，观察其皮肤除抓痕、血痂、色素沉着外是否有其他特征性变化，如红肿、斑丘疹、风团、水疱、破损、糜烂等皮肤损害。

4. 观察患者的伴随症状，如患者皮肤瘙痒且伴有皮肤发黄，多见于胆道系统疾病；如患者皮肤瘙痒且伴有腰痛、尿频、尿急，多见于肾脏疾病；甲状腺功能亢进患者因代谢增加，皮肤温度升高，睡觉后瘙痒会加剧。

三、皮肤瘙痒的护理要点

1. 帮助患者寻找并消除病因，积极治疗原发病，注意患者日常接触物及食物与瘙痒的关系，如明确有因果关系应避免患者再接触，去除诱发因素。

2. 如患者瘙痒更甚，应告知患者搔抓和烫洗的危害，遵医嘱给予和指导其使用外用止痒剂、抗组胺药物及镇静剂，以减轻瘙痒。

3. 加强患者皮肤护理，保持患者皮肤清洁。全身瘙痒者应减少洗澡次数，皮肤干燥者尤应注意。洗澡时不用碱性肥皂，不要过度搓洗皮肤。

4. 患者的内衣裤以棉织品为宜，宽松舒适，避免摩擦。保持患者床铺平整、清洁、干燥、无渣屑，避免局部刺激。

5. 根据患者的瘙痒性质调整饮食，戒烟酒、浓茶、咖啡、辛辣刺激和易引起过敏反应的食物，鼓励患者多饮水，摄入清淡且富含维生素、微量元素的食物。

6. 叮嘱患者要生活规律，早睡早起，适当锻炼身体，增强抵抗力；精神放松，保持愉快的心情；及时增减衣物，避免冷热刺激。

学习单元4　咳嗽的观察与护理

了解咳嗽的概念及常见原因
熟悉咳嗽的观察要点
掌握咳嗽的护理要点及帮助老年人排痰的方法

一、咳嗽的概念及常见原因

1. 概念

咳嗽是人体清除呼吸道内的分泌物或异物的保护性反射动作，具有清除呼吸道内刺激因子、抵御感染的作用。虽然有其有利的一面，但是长期剧烈咳嗽不但可能导致呼吸道出血，也会影响工作和休息。咳嗽还会导致肺动脉高压，加重心脏负担。咳嗽主要分为急性咳嗽、亚急性咳嗽和慢性咳嗽。

2. 咳嗽的常见原因

（1）呼吸道疾病。如急慢性咽喉炎、急慢性支气管炎、支气管扩张、支气管哮喘等。

（2）肺部病变。如肺结核、肺炎、肺脓肿、肺癌等。

（3）理化因子刺激。如呼吸道吸入异物、烟尘的刺激，过冷、过热的空气刺激，刺激性气体或药物刺激。

（4）附近脏器压迫。如纵膈肿瘤、主动脉瘤、淋巴瘤、心包或胸腔大量积液、气胸等。

（5）精神因素。情绪激动、紧张不安、怨怒时，会通过大脑皮层和迷走神经反射或过度换气导致咳嗽。

（6）其他。如脑炎、脑膜炎、胃食管反流性疾病，剧烈运动后也会导致咳嗽。

二、咳嗽的观察

1. 观察患者咳嗽的持续时间、性质、节律的改变。突发性咳嗽常由吸入刺激性气体或异物引起；长期慢性咳嗽多见于慢性支气管炎、支气管扩张等；夜间咳嗽多见于肺结核、左心衰竭；久咳伴有低热可能为肺结核。

2. 注意患者咳嗽的音色。如咳嗽声音嘶哑，多为声带炎症或肿瘤压迫喉返神经所致；鸡鸣样咳嗽多见于百日咳、喉部病变；咳嗽声音低弱无力，多见于声带麻痹和极度衰弱者；咳嗽伴有哮鸣音，多见于支气管哮喘、心源性哮喘、慢性喘息性支气管炎等。

3. 观察患者痰的颜色、性状、气味和量。干咳无痰，多为急慢性咽喉炎；咳嗽伴有白色泡沫痰，多为慢性支气管炎；咳嗽伴有大量浓痰，常见于肺脓肿、支气管扩张、肺囊肿合并感染；咳嗽伴有咯血，可能为支气管扩张、肺脓肿、肺结核、肺癌等。

4. 对于剧烈咳嗽的患者，还需要注意其有无并发症的出现，如患者突感胸背部强烈疼痛，继后出现胸闷、呼吸困难，多见于并发气胸，必须立即通知医生。

三、咳嗽的护理要点

1. 保持患者所处环境整洁、舒适，空气新鲜、流通，温、湿度适宜，避免烟雾和灰尘刺激。

2. 鼓励患者多饮水。患者每日饮水量应保持在 1 500 mL 以上，以利于稀释痰液。为患者提供高热量、高蛋白、高维生素、清淡、易消化的食物，避免辛辣刺激性食物。

3. 缺氧患者可以持续低流量吸氧。频咳而无痰的患者，遵医嘱为其使用镇咳药物进行缓解，以利于患者休息。

4. 观察患者咳嗽、咳痰的情况，并详细记录。对大量脓痰、大咯血且排出困难的患者，要防止窒息的发生。

5. 按医嘱为患者使用抗生素、止咳祛痰的药物，观察药物疗效及副作用。

四、帮助老年人排痰的方法

1. 保持呼吸道通畅，指导有效咳嗽。对神志清醒、一般情况好，并能配合的老年人应教会其有效咳嗽的方法。老年人取舒适体位，如身体前倾取坐位，解开衣领，先进行 5~6 次深呼吸，而后要求老年人进行腹式深吸气，呼气时张口连续轻咳数次，使痰液上移到咽部附近，再用力咳嗽，将痰排出。指导老年人每日 4 次、每次 15 分钟有效排痰，于餐前或睡前 30~60 分钟进行，咳嗽排痰后应休息。

2. 拍背与胸壁震荡。对长期卧床、排痰无力的老年人，可定时进行胸部叩击，但该方法对咯血及肺水肿等老年人禁用。具体方法：五指并拢，略微弯曲成杯状，以手腕的力量迅速、有节律地由下而上、由外向内叩击患侧胸、背部，震动气道，边拍边鼓励老年人咳嗽排痰。每侧肺叶叩击 1~3 分钟，每分钟 120~180 次。

3. 体位引流。适用于痰量较多但排出不畅、呼吸功能尚好的肺脓肿、支气管扩张的老年人，可采取体位引流。对呼吸衰竭、患有严重心血管疾病或体弱、近 1~2 周内曾有大咯血的老年人禁用。

4. 湿化呼吸道，稀释痰液，及时清除呼吸道内痰液。对于痰液黏稠的老年人，可采取雾化吸入法，在雾化吸入液内加入祛痰平喘药，达到稀释痰液、消炎平喘的目的。若老年人痰液多且黏稠，又无力咳嗽时，可以经鼻吸痰。

学习单元 5　呼吸困难的观察与护理

了解呼吸困难的概念及常见原因
熟悉呼吸困难的观察要点
掌握呼吸困难的护理要点

一、呼吸困难的概念及常见原因

1. 概念

呼吸困难是一种常见的症状和体征，患者主观上感到空气不足，客观上表现为呼吸费力，可出现鼻翼扇动、发绀、端坐呼吸，辅助呼吸肌参与呼吸活动，造成呼吸频率、深度、节律的异常。呼吸困难分为吸气性呼吸困难、呼气性呼吸困难、混合性呼吸困难三种类型。

2. 呼吸困难的常见原因

（1）呼吸系统疾病。具体包括以下几种情况：

1）上呼吸道疾病：扁桃体肿大、喉头水肿、喉癌、气管异物等。

2）下呼吸道疾病：支气管炎、支气管哮喘、支气管异物、肿瘤等。

3）肺部病变：肺炎、肺结核、肺癌、肺气肿、肺脓肿、肺不张等。

4）胸膜疾病：大量胸腔积液、自发性气胸、血胸等。

5）胸壁及纵膈疾病：胸壁结核、肋骨骨折、胸部外伤、纵膈炎症及肿瘤等。

（2）心脏疾病。由各种心血管疾病所致的充血性心力衰竭、心包积液、心脏压塞等。

（3）血源性疾病。重度贫血、大出血或休克等。

（4）各种类型的中毒。如一氧化碳中毒、酸中毒、药物中毒等。

（5）神经系统疾病。如脑炎、骨髓灰质炎、重症肌无力危象引起的呼吸肌麻痹、脑血管意外、癔病等。

二、呼吸困难的观察

1. 观察患者呼吸的急缓。突然发生的呼吸困难多见于气道异物，张力性气胸；发病较急者考虑肺水肿，支气管哮喘等；起病缓慢者多为慢性阻塞性肺病（COPD）、慢性肺源性心脏病等。

2. 观察患者呼吸的特点。吸气性呼吸困难者多见于上呼吸道部分梗阻，如气道阻塞、气管异物、喉头水肿等；呼气性呼吸困难者多见于下呼吸道部分梗阻，如支气管哮喘、阻塞性肺气肿等；混合性呼吸困难者多见于肺部疾病，如重症肺炎、重症肺结核、大面积肺不张、大量胸腔积液等。

3. 观察患者伴随症状。注意患者有无咳嗽、咳痰、发热、咯血、胸痛、发绀及意识改变等症状。

4. 观察患者有无精神异常。如兴奋、烦躁不安、肌肉抽搐、语言和定向障碍、嗜睡、昏迷等。

5. 注意患者有无心悸、心动过速、心律失常、血压下降、心力衰竭、端坐呼吸等症状。

三、呼吸困难的护理要点

1. 保持患者所处环境安静舒适，空气清新，温、湿度适宜，定时进行通风。

2. 帮助患者取舒适的体位，如抬高床头，使其呈半卧位，叮嘱其尽量减少活动，缓解呼吸困难。

3. 针对病因，积极帮助患者治疗原发病，尽量使其避免诱发因素。

4. 针对缺氧患者，给予氧气吸入，并观察患者鼻导管是否通畅。

5. 指导患者掌握有效的呼吸锻炼方法，以改善呼吸困难。如缩唇呼吸和腹式呼吸法，每日练习数次。

6. 叮嘱患者保持呼吸道清洁通畅并戒烟，注意其营养的补充及适量的体育锻炼，增强其呼吸功能和抵抗力。

7. 做好患者的心理护理。安慰患者，解除其紧张情绪，以利于治疗。

8. 监督患者禁用或慎用吗啡、可待因等抑制呼吸的药物。

学习单元 6　恶心呕吐的观察与护理

了解恶心呕吐的概念及常见原因
熟悉恶心呕吐的观察要点
掌握恶心呕吐的护理要点

一、恶心呕吐的概念及常见原因

1. 概念

恶心与呕吐是消化系统的常见症状。恶心是指上腹部不适、紧迫欲吐的感觉，可伴有迷走神经兴奋的症状，如面色苍白、出汗、血压下降等，常为呕吐的前驱症状。呕吐是将胃或部分小肠内容物经食管、口腔排到体外的现象。一般情况先恶心继而呕吐，但二者也可单独存在。

2. 恶心呕吐的常见原因

（1）消化系统疾病。如急性胃肠炎、食物中毒、阿米巴痢疾、病毒性肝炎、急性胰腺炎、消化道梗阻、胃十二指肠溃疡、贲门失弛症、胃癌等。

（2）中枢性神经系统疾病。常由颅内压升高引起，如脑炎、脑膜炎、脑出血、高血压脑病、颅脑损伤、脑肿瘤等。

（3）药物因素。如化疗药物、麻醉药物、镇痛药、洋地黄类药物、抗生素等。

（4）内分泌代谢性疾病。如代谢性酸中毒、尿毒症、糖尿病酮症酸中毒、各种内分泌危象等。

（5）前庭疾病。如迷路炎、晕动病、美尼尔氏综合征等。

（6）神经精神因素。如神经性厌食、癔症等。

（7）其他。如妊娠呕吐、心肌梗死、术后恶心呕吐、急性青光眼、酒精中毒等。

二、恶心呕吐的观察

1. 观察患者恶心呕吐发生的时间与频率。如育龄妇女晨起呕吐见于妊娠早期；晚餐或夜间呕吐大量宿食常为幽门梗阻；神经性呕吐多在餐后即刻发生；鼻窦炎、咽炎患者也可能晨起恶心、干呕；餐后集体近期呕吐，多为食物中毒。

2. 观察患者呕吐物的颜色、性状、气味和量。呕吐物常为消化液和食物，如有大量胆汁混合则呈绿色，常提示十二指肠乳头以下梗阻；急性胰腺炎患者呕吐剧烈且频繁，呕吐物也可能含有胆汁；上消化道出血的患者呕吐物呈咖啡色，急性大出血呈鲜红色；胃潴留时呕吐物有腐臭味，低位肠梗阻时有粪臭味；呕吐物含大量酸性液体时多为十二指肠溃疡，无酸味可能为贲门失弛症。

3. 若患者呕吐并伴有眩晕、眼球震颤、面色苍白、心悸、血压下降等情况，应及时通知医生。

4. 注意昏迷患者呕吐时有无误吸及窒息的表现，注意频繁大量呕吐者有无脱水表现。

三、恶心呕吐的护理要点

1. 防止患者误吸。患者呕吐后，协助其取坐位或抬高其上半身，使其头偏向一侧，保持呼吸道通畅，以免引起吸入性肺炎或窒息。

2. 积极帮助患者补充液体，防止其水电解质失衡。应准确测量和记录大量频繁呕吐者每日出入液量，观察患者有无口渴、乏力、皮肤黏膜干燥等脱水表现，遵医嘱帮助其口服药物或静脉输液以维持水电解质和酸碱平衡。

3. 患者呕吐后，协助患者漱口或酌情进行口腔护理，清理呕吐物及被污染的衣物、被褥，注意通风，保持室内空气清新。叮嘱其卧床休息，减少不良刺激。

4. 帮助患者补充营养。指导患者每次用餐要进食清淡易消化的食物，调整食物的色香味，避免辛辣刺激食物。必要时经肠内或肠外营养，保证患者机体所需，防止其长期呕吐、食欲减退而导致营养不良。

5. 针对不同患者的需求，做好心理护理，多与患者交流，进餐时播放患者喜欢的音乐，分散患者注意力，以减轻恶心呕吐症状。指导患者利用松弛疗法减轻焦虑和抑郁。

学习单元 7　腹泻的观察与护理

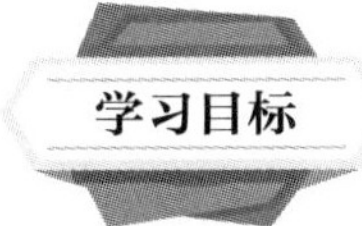

了解腹泻的概念及常见原因
熟悉腹泻的观察要点
掌握腹泻的护理要点

一、腹泻的概念及常见原因

1. 概念

腹泻是指排便次数增多，大便中水分增加，粪质稀薄呈泥状或液态，含有未消化的食物、脓血黏液等。腹泻可分为急性腹泻和慢性腹泻两种：急性腹泻起病急，病程短，每日排便次数可达 10 次以上，严重者短时间内丢失大量水分及电解质而引起脱水和电解质紊乱、代谢性酸中毒；慢性腹泻起病缓慢，呈反复发作，病程较长，长期慢性腹泻可致营养不良。

2. 常见原因

（1）急性腹泻。食物中毒、细菌感染、病毒感染、肠变态反应性疾病、药物刺激及饮食不当等。

（2）慢性腹泻。如肠道感染性疾病：肠结核、慢性细菌性痢疾等；肠道非感染性疾病：溃疡性结肠炎、大肠癌、肠道激惹综合征等，精神因素也可引起腹泻。

二、腹泻的观察

1. 观察患者腹泻时有无腹痛、发热、里急后重感和肠鸣音亢进等症状。

2. 观察患者大便次数、颜色、形状、量和气味。如食物中毒患者的粪便稀薄，伴有未消化的食物残渣；痢疾、结肠癌患者的粪便带脓血和黏液；急性坏死性肠炎患者的粪便呈血水样；慢性胰腺炎、小肠吸收不良患者的粪便可见油滴、多泡沫，含食物残渣且有恶臭；霍乱患者的粪便为米泔水样。

3. 观察患者腹泻发生的持续时间和规律。急性腹泻多发生于食物中毒、肠道感染、药物作用等；慢性腹泻多为慢性肠道疾病、消化不良等；溃疡性结肠炎、结肠癌等常表现为腹泻和便秘交替现象；精神因素引起的腹泻多发生于进食后 1 小时左右。

4. 观察患者腹泻伴随症状有无脱水症，如口渴、乏力、倦怠的表现。观察患者肛周皮肤有无糜烂破损。

三、腹泻的护理要点

1. 叮嘱患者卧床休息，减少肠管蠕动，从而减轻腹泻。避免腹泻的诱发因素。

2. 观察并记录患者每日排便次数、量、性状，记录严重腹泻者的每日出入液量，注意有无脱水症。留取患者粪便标本并及时送检。

3. 遵医嘱给予患者抗感染药、止泻药，并观察药物疗效及副作用。

4. 若患者患有肠道感染性疾病，应注意消毒隔离，防止交叉感染。

5. 为患者提供合理的饮食指导，开始进食后宜摄取营养丰富、低脂肪、易消化、少纤维的流质、半流质饮食，再逐渐过渡到软食和普食，适当帮助患者补充水分和食盐，避免多渣、油腻、胀气及辛辣刺激性食物。

6. 频繁腹泻者应注意保护肛周皮肤，便后进行温水坐浴或肛门热敷，并涂凡士林软膏，保持肛周皮肤清洁干燥。

7. 加强患者心理护理，帮助患者消除紧张、焦虑情绪，树立战胜疾病的信心。

学习单元 8　便秘的观察与护理

了解便秘的概念及常见原因
熟悉便秘的观察要点
掌握便秘的护理要点

一、便秘的概念及常见原因

1. 概念

便秘是指排便次数减少，每周排便次数少于 2 次，大便干硬，排便困难且需要用力。便秘是老年人的常见症状，多为习惯性便秘或顽固性便秘，约占老年人群的 1/3，严重影响老年人的生活质量。老年人随着年龄增长，对自身内脏的感觉有减退趋势，难以察觉每天结肠发出的蠕动信号，错过了排便时机；同时，老年人活动减少，肌肉收缩力减弱，食物中膳食纤维摄入减少，更增加了排便难度。老年人便秘的主要并发症是粪便嵌塞，这可能会导致肠梗阻的发生。此外，用力解便可使血压升高引起脑血管破裂出血；冠心病患者可因便秘导致心绞痛发作、心肌缺血，严重者可诱发心肌梗死，甚至猝死。因此，解决老年人便秘问题是十分重要的。

2. 常见原因

（1）进食量过少或食物中纤维素含量太少，饮水量不足，不能刺激肠道的正常蠕动。

（2）年老体弱者，活动少，肠壁平滑肌及提肛肌等收缩力降低，肠蠕动减慢，食物在肠管中运行过程延长，大便秘结引起排便困难。

（3）长期卧床者，肠蠕动减弱，环境改变或不习惯床上解便引起便秘。

（4）内脏感觉减退，对排便敏感性降低，不能及时感觉便意，错过排便时机。

（5）药物因素。如收敛剂、麻醉药、解痉药及不合理使用缓泻药等均可引起便秘。

（6）胃肠道梗阻或蠕动功能异常。如低钾性肠麻痹，内容物滞留而发生便秘。

（7）某些疾病的影响。如心绞痛、心肌梗死不敢用力排便，直肠肛门手术患者因惧怕疼痛及出血有意抑制排便等。

（8）精神性便秘。精神抑郁或过度紧张、焦虑，使正常排便反射抑制，导致便秘。

二、便秘的观察

1. 了解患者饮食种类、食量及饮水量是否存在摄入不足等情况。

2. 观察患者排便形态，包括次数、颜色、硬度、量和形状，并与患者既往排便情况相比较。

3. 观察患者全身情况，了解患者日常生活方式，是否常用缓泻剂、灌肠等方式解决排便问题。

4. 观察患者便秘伴随症状，注意有无出血、腹痛、鼓肠、肿块及肠鸣音等情况。伴有鲜血多考虑痔疮、肛裂或直肠癌；伴有腹痛多考虑肠结核、结肠肿瘤，呕吐伴有肠鸣音减弱或消失多考虑肠梗阻。

5. 观察患者有无痔疮、肛裂等肛周皮肤改变。

三、便秘的护理要点

1. 调整饮食结构。叮嘱患者多吃含纤维素高的新鲜水果和蔬菜，保证每天液体摄入量达 3 000 mL，饮食要规律，早餐前半小时喝一杯温开水，易刺激排便。

2. 叮嘱患者增加活动量，锻炼身体。如散步、做操、打太极拳等，每天应保证有 30~60 分钟的活动和锻炼时间，在促进肠蠕动的同时，也能改善情绪。卧床或坐轮椅的患者可通过转动身体、挥动手臂等方式进行锻炼。卧床患者可从右下腹开始向上、向左、再向下顺时针方向做环形腹部按摩，每日 2~3 次、每次 20~30 分钟。此外，还可以进行增强腹肌和盆底肌的运动，以增强肠蠕动和肌张力，促进排便。

3. 帮助患者养成定时排便的习惯，叮嘱患者每天早餐后不管是否有便意都应定时排便，并保证有充足的排便时间。患者排便时尽量为其提供隐蔽条件，不要催促，以防止其精神紧张，导致便秘加重。

4. 尽量减少患者使用引起便秘的药物。患者使用缓泻剂时，最好是各种类型的缓泻剂交替使用，严格遵医嘱使用，不得随意使用泻药，尤其是药性强烈的泻药。

5. 除肠梗阻外，患者可适当使用通便剂。常用的通便剂有开塞露、肥皂条、甘油栓等。将通便剂注入后应滞留 20~30 分钟，通过软化粪便、润滑肠壁来刺激肠蠕动。

6. 如患者粪块硬结，滞留在直肠近肛门口，但又无力排出时，可戴上手套，涂少许润滑油，轻轻插入患者肛门，挖出积聚在肛门口的粪便。操作时动作必须轻柔，避免损伤患者肠黏膜或引起肛门旁水肿。如患者出现面色苍白、出冷汗等症状，应立即停止操作。

7. 了解患者便秘的原因，采取相应的防范措施，如患者排便时伴有绞痛、黏液、脓血，应到医院做进一步检查。

8. 对长期卧床的患者，应教会其在床上大小便，协助患者采取最佳的排便姿势，合理利用重力及腹内压。

9. 患者排便时应避免过度用力，以免因血压升高、心肌缺血而发生意外。

10. 必要时遵医嘱为患者采取灌肠。

学习单元 9　排尿异常的观察与护理

了解排尿异常的概念及常见原因
熟悉排尿异常的观察要点
掌握排尿异常的护理要点

一、排尿异常的概念及常见原因

1. 概念

排尿异常是泌尿系统的常见症状，主要表现为排尿次数、尿量、尿液性状的改变和尿潴留、尿失禁及膀胱刺激征等。膀胱刺激征主要表现为尿频、尿急、尿痛和尿意不尽的感觉，通常是合并存在的。影响排尿的因素主要包括精神、心理、环境、年龄、性别、个人习惯、饮食及液体的摄入、检查治疗、疾病等。

2. 异常排尿的常见原因

（1）尿量异常。正常人每日尿量约为 1 500 mL。少尿指 24 小时尿量少于 400 mL 或每小时尿量少于 17 mL；无尿指 24 小时尿量少于 100 mL 或 12 小时完全无尿。少尿和无尿多见于休克、心力衰竭、急慢性肾炎、肾衰竭、肾肿瘤、尿路梗阻等（除外气温较高，大量出汗后尿量减少）。多尿指每日尿量超过 2 500 mL，多见于肾功能不全、急慢性肾炎、糖尿病、尿崩症及神经性烦渴等（多饮多食的生理现象及利尿剂的使用等不属此范畴）。夜尿增多常提示肾小管浓缩功能减退。

（2）尿路刺激征。多见于泌尿生殖系统感染及机械性刺激。只有尿频而无尿急、尿痛，可见于癔症和神经源性膀胱。老年男性因膀胱肌张力降低及前列腺增生，易产生尿频现象，尤以夜间为甚。

（3）尿失禁。指排尿不受控制，尿液不自主地流出。尿失禁是老年人常见的症状之一，女性发病率高于男性。尿失禁可分为真性尿失禁、压力性尿失禁和假性尿失禁。

1）真性尿失禁。多由昏迷、截瘫、尿道括约肌损伤或功能不良引起。

2）压力性尿失禁。表现为当增加腹压如咳嗽、打喷嚏、运动时，少量尿液不自主流出，多见于中老年女性。

3）假性尿失禁（充盈性尿失禁）。由多种原因引起的膀胱代偿功能丧失，表现为大量尿液潴留，膀胱过度膨胀，尿液不断从尿道溢出。充盈性尿失禁多由前列腺增生症、尿道狭窄等原因引起。

（4）排尿困难、尿潴留。常见原因如下：

1）机械性梗阻如前列腺增生或肿瘤压迫尿道引起排尿受阻。

2）动力性受阻如外伤、疾病或麻醉剂所致排尿中枢活动障碍，不能形成排尿反射，膀胱、尿道无器质性梗阻病变。

3）其他原因不能用力排尿。如不习惯卧床排尿、环境因素或心理因素等导致不能及时排尿，致膀胱过度充盈，收缩无力引起尿潴留。

（5）尿液性状的改变。蛋白尿多见于溶血、恶性疟疾、多发性骨髓瘤等；血尿多见于急性肾小球肾炎、尿路结石、泌尿系肿瘤及结核或身体其他部位严重病变等；管型尿多见于肾小球及肾小管疾病，也可因炎症及药物刺激引起；脓尿、菌尿多见于泌尿生殖系统感染。

二、排尿异常的观察

1. 观察患者排尿次数，是否合并膀胱刺激征。

2. 观察患者尿液的颜色、性状及量。尿液外观呈红色或洗肉水样，提示血尿；尿液浑浊、白色黏浊或如米泔水，提示脓尿或菌尿等；尿液呈酱油色或浓茶色，为血红蛋白尿；尿液呈乳白色提示乳糜尿，多见于丝虫病。

3. 观察患者尿液有无异味。尿氨味提示膀胱炎或尿潴留；尿液烂苹果味常提示糖尿病酮症酸中毒；尿液腐败腥臭味，常见于膀胱炎及化脓性肾盂炎；尿液粪臭味，多见于膀胱结肠瘘的患者。

4. 观察患者有无排尿困难。尿不出多提示前列腺增生及炎症、后尿道炎症、结石、肿瘤等；尿不尽多见于男性前列腺疾病、尿路结石、肿瘤及生理结构异常；尿无力多见于前列腺疾病的重症阶段。

三、排尿异常的护理要点

1. 对于有尿路刺激征的患者应叮嘱其多休息，帮助其了解疾病知识、减轻心理负担，防止患者因紧张而加重尿频。与患者聊天、看电视、听音乐分散其注意力，减轻焦虑情绪，缓解尿路刺激。尿路刺激征明显时用阿托品等抗胆碱药物缓解症状。

2. 鼓励患者多饮水，每天不低于 2 000 mL，使尿量增加，促进细菌和炎性分泌物的排泄，避免进食刺激性食物，增加营养，增强抵抗力。叮嘱患者夜间减少饮水量，以免影响休息。

3. 指导患者的个人清洁卫生，保持外阴部清洁干燥，减少尿路感染的机会。

4. 指导患者加强盆底部肌肉锻炼，以增强控制排尿的能力。

5. 应对尿失禁的患者加强皮肤护理。女性可用女性尿壶接尿；男性可用尿壶，也可用阴茎套连接集尿袋接尿。长期尿失禁患者应留置导尿，避免尿液浸渍皮肤而发生皮肤破损，根据患者情况夹闭尿管，定时开放，以锻炼膀胱肌肉张力，恢复膀胱储尿功能。

6. 针对尿潴留患者，应协助其取舒适体位排尿，并为其提供隐蔽的环境。采取听流水声、温水冲洗会阴等方法诱导排尿，也可采取热敷、按摩、针刺三阴交穴等方法协助患者排尿。必要时遵医嘱导尿。

7. 患者多因长期尿失禁而产生一定的心理压力，如忧郁、自卑等，故应给予患者充分的理解和尊重，使其能积极配合治疗。此外，尿潴留患者多因排尿痛苦而产生畏惧心理，要帮助患者消除顾虑和紧张情绪。

第 5 节　老年人常见疾病的临床表现与护理

学习单元 1　高血压的临床表现与护理

了解高血压的概念与病因

熟悉高血压的主要临床表现及观察要点

掌握高血压的护理要点

一、高血压的概念与病因

1. 概念

高血压以体循环动脉压增高为主要表现，并可引起心脏、肾脏和视网膜等重要器官的病变。人体血压的正常值为 90~139/60~89 mmHg，如血压不小于 140/90 mmHg 为高血压，如单项收缩压不小于 140 mmHg 或舒张压不小于 90 mmHg 均为高血压。高血压是最常见的心血管疾病，也是心血管疾痛的主要死亡原因之一。

2. 病因

本病的原因尚未明了，但已知精神因素、肥胖、高盐饮食、遗传因素等，在其发病中起一定的作用。治疗原则是长期甚至终身服用降压药物。

（1）遗传因素。研究数据表明多数高血压患者有家族史。目前认为是多基因遗传所致，30%~50%的高血压患者有遗传背景。

（2）精神和环境因素。长期的精神紧张、激动、焦虑，受噪声或不良视觉刺激等因素也会引起血压升高。所以，脑力劳动者的高血压发病率高于体力劳动患者。

（3）年龄因素。发病率有随着年龄增长而升高的趋势，40 岁以上者发病率较高。因为随着年龄增长，动脉血管壁硬化，弹性逐渐减弱，导致血压升高，并且女性绝经后发病率往往高于男性。

（4）生活习惯。膳食结构不合理，如过多的钠盐、大量饮酒、摄入过多的饱和脂肪酸均可使血压升高。吸烟可加速动脉粥样硬化的过程，为高血压的危险因素。

（5）药物的影响。避孕药、激素、消炎镇痛药等均可影响血压。

（6）其他疾病的影响。肥胖、糖尿病、甲状腺疾病、肾动脉狭窄、肾脏实质损害、肾上腺占位性病变、嗜铬细胞瘤、其他神经内分泌肿瘤等均可诱发高血压。

二、高血压的主要临床表现及病情观察

1. 高血压的症状

高血压患者一般表现为头痛、眩晕、耳鸣、心悸、失眠等，持续高血压可累及心脏、肾脏和视网膜等，并可导致心力衰竭、脑血管意外、肾功能衰退及视网膜病变。

2. 分级

目前参照 1999 年世界卫生组织和国际高血压学会（WHO/ISH）制定和修

改的标准，将 18 岁以上的成年人的血压按不同水平分类，详情见表 2—1。

表 2—1　血压水平的定义和分类（WHO/ISH）

类别	收缩压/mmHg	舒张压/mmHg
正常血压	<120	<80
正常高值	120～139	80～89
1 级高血压(轻度)	140～159	90～99
2 级高血压(中度)	160～179	100～109
3 级高血压(重度)	≥180	≥110
单纯收缩期高血压	≥140	<90

3. 老年人血压特点

老年人血压不稳定，血压波动大（易低血压），症状少而并发症多，容易发生脑血管意外和心力衰竭。

4. 高血压的病情观察

定时监测血压，观察头晕、眼花、眩晕等一般症状。如患者血压在短时间内（数小时至数天）急剧升高，伴有重要器官严重损害或功能障碍的表现，如剧烈头痛、尿液异常、烦躁、呕吐、大汗、心悸、视力模糊、抽搐、意识改变等，应考虑发生高血压急症，应立即告知医生，并配合处理。使用降压药的治疗过程中必须加强对药物的效果和不良反应的观察，防止直立性低血压的发生。

三、高血压的护理要点

1. 合理饮食

合理饮食是治疗高血压不可缺少的措施。高血压患者应合理饮食，注意体重，控制食盐摄入量，选择含钾高的食物，膳食应低脂、低胆固醇、低热量；应养成清淡饮食、多吃粗纤维食物、避免过饱、限量饮酒的生活习惯，保持二便通畅，预防便秘。

2. 适当运动

叮嘱患者注意休息，劳逸结合，作息规律，养成不吸烟等有利于健康的生活习惯，并保证充足的睡眠。对症状较轻的患者，告知其可参加适当的活动，如散步、打太极拳等，但避免登高和重体力活动。应安置血压较高者卧床休息，并提供必要的生活照顾。避免突然的体位变动，叮嘱患者变换体位时应缓慢，上厕所时应有人陪同，头晕明显时应在床上使用便器。

3. 心理调适

避免各种诱发因素，如精神紧张、情绪激动、精神创伤、噪声刺激、便秘、寒冷、剧烈运动等。帮助患者控制情绪。针对患者个性特点，通过有效的沟通方式，耐心向患者解释病情；说明长期抑郁或情绪激动、急剧而强烈的精神创伤，可使血压增高，要避免这些危险因素。

4. 用药护理

绝大多数高血压患者都需要终生服药，因此，必须督促患者遵医嘱服药，定期测量血压，记录血压变化及服药情况。告诫患者遵医嘱服药的重要性，使用降压药时要注意药物的副作用，避免因降压过快、过低而致体位性低血压的发生。

5. 安全防护

病室、走廊应有一定的亮度，清除患者活动范围内的障碍物，地面保持干燥，并给出防滑提示。头晕发作时应卧床，保持安静。呼叫器应放在患者的床边，以便于呼叫。

学习单元 2　冠心病的临床表现与护理

了解冠心病的概念与病因
熟悉冠心病的主要表现
掌握冠心病的护理要点
熟悉冠心病的预防措施

一、冠心病的概念与病因

1. 概念

冠状动脉粥样硬化性心脏病是冠状动脉血管发生动脉粥样硬化病变而引起血管腔狭窄或阻塞，造成心肌缺血、缺氧或坏死而导致的心脏病，常被称为

“冠心病”。但是，冠心病的范围可能更广泛，还包括炎症、栓塞等导致的管腔狭窄或闭塞。

2. 病因

冠心病的主要病因是冠状动脉粥样硬化，但动脉粥样硬化的原因尚不完全清楚，可能是多种因素综合作用的结果。本病发生的危险因素如下：

（1）家族史。研究表明冠心病存在家族遗传特性。双亲中 1 人患冠心病，其子女中发病率比正常家族高 2 倍，双亲均患冠心病，其子女中发病率比正常家族高 5 倍。

（2）年龄和性别。本病多见于 40 岁以上的中老年人，据统计，冠心病的发病率 40 岁后每增加 10 岁发病率递增 1 倍。45 岁以上的男性、55 岁以上或者绝经后的女性发病率明显增高。

（3）血脂异常。脂质代谢异常是动脉粥样硬化最重要的危险因素。对于高脂血症（血中胆固醇和甘油三酯含量过高），甘油三酯升高比胆固醇增加更能促使动脉粥样硬化。

（4）高血压。高血压造成血管内壁机械损伤，促使血液中的脂质透过血管壁沉积于血管内膜下，引起动脉硬化。

（5）糖尿病。糖尿病患者体内的糖与脂肪代谢紊乱，可导致血液中胆固醇含量增加而引起冠状动脉硬化。

（6）吸烟。吸烟会导致血中氧含量降低，由此造成缺氧，可损伤血管内皮，使血管的通透性增高，促进冠状动脉硬化。

（7）其他因素。肥胖，不经常运动，进食过多的动物脂肪、胆固醇等，酗酒，精神过度紧张，劳累等均可导致患冠心病的发生。

二、冠心病的主要临床表现

世界卫生组织将冠心病分为五种类型，临床症状分别为：无症状心肌缺血（隐匿性冠心病）、心绞痛、心肌梗死、缺血性心力衰竭（缺血性心脏病）和猝死。其中最常见的是心绞痛型，最严重的是心肌梗死和猝死两种类型。以下主要介绍心绞痛和心肌梗死两种类型的临床表现。

1. 心绞痛

心绞痛是一组由于急性暂时性心肌缺血、缺氧所引起的症候群，劳累、情绪激动、饱餐、受寒等常为发病诱因。其特点如下：

（1）患者胸部常伴有压迫窒息感、闷胀感以及剧烈的烧灼样疼痛，一般疼痛持续 1~5 分钟，偶有长达 15 分钟，可自行缓解。

（2）疼痛常放射至左肩、左臂前内侧直至小指与无名指。

（3）疼痛在心脏负担加重（如体力活动增加、过度的精神刺激和受寒）时出现，在休息或舌下含服硝酸甘油数分钟后即可消失。

（4）疼痛发作时，可伴有（也可不伴有）虚脱、出汗、呼吸短促、忧虑、心悸、恶心或头晕症状。

2. 心肌梗死

心肌梗死是冠心病的危急症候，通常多以心绞痛发作频繁和加重为基础，也有无心绞痛史而突发心肌梗死的病例（此种情况最危险，常因没有防备而造成猝死）。心肌梗死的表现如下：

（1）突发时胸骨后或心前区剧痛，向左肩、左臂或其他处放射，且疼痛持续半小时以上，经休息或舌下含服硝酸甘油不能缓解；疼痛剧烈时常伴有恶心、呕吐、上腹胀痛、呃逆等症状。

（2）呼吸短促、头晕、恶心、多汗、脉搏细微。

（3）皮肤湿冷、灰白、重病病容。

（4）大约 1/10 的患者仅表现为晕厥或休克。

老年人器官老化，储备功能减退，对疼痛的感觉不灵敏，导致老年人心肌梗死常常不具备上述典型表现，直接出现呼吸困难、胃肠道症状或者脑循环障碍，甚至猝死。发病到死亡不足 6 小时者统称为猝死（冠心病猝死），55~65 岁为发病高峰年龄段。患者主要表现为意识突然丧失，面色青灰，全身动作弛缓，口唇、指端渐至全身出现发绀，脉搏消失，呼吸停止，瞳孔散大等。

三、冠心病的护理要点

1. 生活护理

一方面给予患者低热量、低脂肪、低胆固醇、高纤维的食物，督促患者少食多餐、禁烟酒；叮嘱患者尽量保持心情舒畅、情绪稳定，随时帮忙患者解除或尽量减轻患者心理压力。另一方面提醒患者保持排便通畅，便秘时不可用力排便，以免发生心绞痛。

2. 医学护理

医学护理主要包括心绞痛的护理要点和心肌梗死的康复护理。

（1）心绞痛的护理要点

1）心绞痛发作时要立刻让患者就地休息，停止活动，帮助其取半卧位，放松身心，舌下含化硝酸甘油 1 片。

2）注意观察患者病情，如果心绞痛发作次数增加，程度加重，而且发作时间延长，每次超过 10 分钟甚至半小时，休息或舌下含服硝酸甘油疗效不明显，以及患者有面色苍白、恶心不适、冷汗淋漓，甚至有窒息感与濒死感，则极有可能发生急性心肌梗死，应急送医院诊治。

3）心绞痛患者常口服药物，要注意用药原则和不良反应：β 受体阻滞剂，开始从小剂量服用，停药时要逐渐减少剂量；硝酸酯类药物，不良反应为头晕、头胀、面红、心悸等症状，偶尔伴有血压下降的症状。第一次用药的患者需要平卧片刻，必要时给予其氧气。

（2）心肌梗死的康复护理。心肌梗死患者在医院度过急性期后，对病情平稳、无并发症的患者的康复护理主要包括以下几个方面。

1）督促其按时服药、定期复诊，保持大便通畅，坚持适度的体育锻炼。

2）叮嘱患者不要情绪激动和过度劳累，戒烟限酒，避免吃得过饱。

3）叮嘱患者坚持合理、适当的体育锻炼是康复治疗的主要措施。监督患者做到：①在医生指导下，根据病情轻重、体质强弱、个人爱好等选择适宜的运动方式，如步行、打太极拳等。②掌握好运动量，运动中若有心前区不适发作，应立即终止运动。③运动量增加只能循序渐进，同时告诫患者运动康复必须个体化，必须在医生指导下进行，并应在家属陪伴下进行。

3. 心理护理

由于心理、周围环境以及社会关系和疾病的影响，患者容易出现情绪不稳定、脾气浮躁、恐惧、忧郁等症状。护理员及患者家属要耐心倾听患者的诉说，观察患者的心理活动，尽可能帮助患者调适良好的心态。

4. 健康教育

（1）疾病知识宣教。向患者及家属介绍本病的发病因素、临床表现、发病特点和并发症。积极引导患者保持良好的心态、规律的生活，注意劳逸结合并积极配合治疗。

（2）指导患者预防疾病。指导患者合理膳食、控制体重、适当运动、合理安排日常起居，戒烟戒酒，培养良好的生活习惯，减轻精神压力，积极控制危险因素。指导患者严格遵照医嘱服用药物，学会自我检测药物不良反应，外出时随身携带硝酸甘油，以备急用。

（3）指导患者进行自我病情检测。指导患者及家属应学会缓解心绞痛的方法，告诫患者要坚持定期复查血糖、血脂等。

四、冠心病的预防

1. 合理饮食

患者饮食应清淡、易消化，少食脂肪及糖类，多食蔬菜和水果。少吃多餐，晚餐量少，不宜喝浓茶、咖啡。建议患者食高纤维的食物，可减少便秘，从而减少心绞痛发作。另外，吸烟会增加心肌耗氧量，诱发心绞痛，所以患者要戒烟，酒可以促进肝合成胆固醇，应该控制。

2. 适量运动

患者应根据自身的身体状况、兴趣爱好选择运动方式，如打太极拳、打乒乓球、做健身操、骑自行车等。要量力而行，使全身气血通畅，减轻心脏负担。每周不少于 3 次，每次活动时间不应少于 30 分钟。

3. 心态平和

保持身心愉悦、情绪稳定，减少精神压力，忌暴怒、惊恐、情绪激动。

4. 防止其他诱发因

高血脂、高血压、糖尿病、肥胖症等疾病与冠心病有密切的关系，因此要预防冠心病的发生和发展，就应该积极治疗相关疾病。

学习单元 3　脑血管意外的临床表现与护理

了解脑血管意外的概念与病因
熟悉脑血管意外的主要临床表现
掌握脑血管意外的护理要点

一、脑血管意外的概念与病因

1. 概念

脑血管意外是各种血管源性脑病变引起的脑功能障碍，24 小时内称为短暂性脑缺血，24 小时以上称为脑卒中（或脑中风）。其起病急，病死和病残率高，为老年人三大死因之一。脑卒中可分为脑溢血和脑血栓形成两种。

2. 病因

（1）血管壁病变。血管壁病变是大多数脑血管病发生的基础，主要原因有动脉粥样硬化和高血压性细小动脉硬化，导致管壁增厚变硬、失去弹性和管腔变小，甚至完全闭塞或易于破裂。

（2）动脉栓塞。来自心脏、大动脉或其他器官的不溶于血液中的栓子，随血流进入颅内动脉，造成脑血管阻塞。

（3）动脉炎。包括感染性如风湿、结核、梅毒、寄生虫等动脉炎，非感染性如结缔组织病性脉管炎、巨细胞动脉炎。

（4）心脏病或代谢病。除瓣膜病变易发生心源性栓子外，心律失常、心肌梗死等也可影响脑血液循环，导致脑卒中；糖尿病、高脂血症可促进或造成动脉硬化等血管损伤。

（5）血液病和血液流变学异常。如白血病、严重贫血、红细胞增多症、血黏度异常、凝血机制异常等。

（6）发育异常或血管损失。如先天性颅内动脉瘤、脑动静脉畸形等，或者颅脑损伤、手术等直接损伤血管。

（7）药物反应。过敏、中毒等伴发血管改变。

二、脑血管意外的主要临床表现

1. 脑栓塞

脑栓塞在人的任何年龄均可发作，但以青壮年多见，50%～60%的患者起病时有轻度意识障碍。

2. 脑出血

脑出血患者多数有高血压史，冬、春季节发病较多，多在情绪激动时发作，急性期常见的主要表现为头痛、头晕、恶心、失语、肢体瘫痪、大小便失禁等。

3. 短暂性脑缺血

短暂性脑缺血是指伴有局部症状的短暂的脑循环障碍。症状发作快，消失也快。发作突然，常在 1 分钟内达到高峰，一般持续时间不超过 15 分钟，个别可达 24 小时。易反复发作。

4. 脑血栓形成

由动脉粥样硬化所致者以中老年人多见，常伴有高血压、糖尿病、心脏病等病史，可表现为对侧偏瘫、偏身感觉障碍和偏盲、失语、嗅觉障碍、共济失调、吞咽困难。

三、脑血管意外的护理要点

1. 生活护理

（1）环境。为患者营造舒适、安静、安全的生活环境，避免外界的刺激。

（2）饮食。患者饮食应清淡，可多食用蔬菜、水果，适量食用蛋类及瘦肉等蛋白质含量较高的食物，以此增强患者体质，有利于患者早日康复。切忌吃辛辣、甘甜和过咸的食物。

（3）休息。脑出血急性期的患者要卧床休息。卧床休息 2～4 周，床头抬高 15°～30°，以减轻脑水肿。休息期间应避免嘈杂的环境，要合理安排休息和娱乐，改变不良生活方式，根据身体状况适当做一些运动。

2. 康复护理

康复护理主要是通过针对性的康复训练使患者功能得到恢复，帮助患者提高日常生活能力，促使患者尽早回到家庭或重返工作岗位。

（1）肢体运动障碍的康复护理。帮助患者保持正确的卧位姿势，为其做全身或局部按摩、关节的被动运动以及生活技能的恢复训练。

（2）语言障碍的康复护理。应做到早期训练、反复示范，不同类型、分别对待，为患者营造语言训练的环境。

3. 心理护理

（1）掌握心理状态。脑卒中后由于运动和语言功能的突然障碍，导致老年患者易情绪激动、伤感、猜疑、自卑等，对他人要求也更加严厉，长期卧床会让患者将自己当作他人的“累赘”，护理员应具有高度的责任心，不厌其烦地照顾患者。

（2）帮助患者增强信心。突然的功能障碍及心理创伤，都需要患者有坚强的毅力承受，因此护理员及家属应给予患者鼓励，让老年患者发挥自身的潜力，变悲观失望为主观努力。

4. 健康教育

（1）疾病知识教育。指导患者和家属了解脑血管疾病的基本病因、主要危险因素和危害。家属应关心体贴患者，给予患者精神支持和生活照顾，鼓励和督促患者适当运动，增强自我照顾能力。

（2）指导老年人预防疾病。指导患者定期去医院检查，了解自己的身体状况。例如，心脏功能、血糖、血脂水平和血压高低，尤其是高血压患者，应多定时测量，定期服药，配合医生积极治疗。同时控制体重，防治心脏病和糖尿病。

（3）指导患者进行自我病情监视，了解自身病情动态，如出现头晕、头痛、肢体麻木无力、发热，应及时由家属协助去医院就诊。

（4）鼓励患者保持精神放松，避免情绪激动。随着年龄增长，神经细胞的衰老对情绪活动的抑制作用显著降低，脑血管病常常因心理改变和情绪变化而诱发。因此，应鼓励患者注意劳逸结合，保证足够的睡眠，避免过度紧张。

学习单元 4　老年性痴呆的临床表现与护理

了解老年性痴呆的概念与病因
熟悉老年性痴呆的主要临床表现
掌握老年性痴呆的护理原则与护理要点

一、老年性痴呆的概念与病因

1. 概念

阿尔茨海默病（AD）是一种起病隐匿的进行性发展的神经系统退行性疾

病，临床上以记忆障碍、失语、失用、失认、视空间技能损害、执行功能障碍以及人格和行为改变等全面性痴呆表现为特征，65 岁以前发病者称为早老性痴呆，65 岁以后发病者称为老年性痴呆。

2. 病因

老年性痴呆可能是一组异质性疾病，在多种因素（包括生物和社会心理因素）的作用下才发病。从目前研究来看，该病的可能因素和假说多达 30 余种，主要与下列因素有关：

（1）家族史。绝大部分的流行病学研究提示，家族史是该病的危险因素。某些患者的家属成员中患同样疾病者高于一般人群，此外还发现先天愚型的患病危险性增加。进一步的遗传学研究证实，该病可能是常染色体显性基因所致。

（2）一些躯体疾病。甲状腺疾病、免疫系统疾病、癫痫等是危险因素。不少研究发现抑郁症史，特别是老年期抑郁症史是该病的危险因素。其他功能性精神障碍如精神分裂症、偏执性精神病等以及伴有意识障碍的头部外伤都是该病的危险因素。

（3）生理因素。随着年龄的增长，人脑的重量逐渐减轻，神经细胞数目大量减少，脑代谢率下降，脑的氧耗量也会显著减少。

（4）其他因素。免疫系统的进行性衰竭、机体解毒功能减弱及慢性病毒感染等，以及丧偶、独居、经济困难、生活颠簸等社会心理因素均可成为发病诱因。

二、老年性痴呆的主要临床表现

该病起病缓慢或隐匿，多见于 70 岁以上（男性平均为 73 岁，女性平均为 75 岁）的老年人，少数患者在躯体疾病、骨折或精神受到刺激后症状迅速明朗化。女性患者比男性患者多（比例约为 3∶1）。主要表现为认知功能下降、精神症状和行为障碍、日常生活能力逐渐下降。根据认知能力和身体机能的恶化程度分成三个时期。

1. 轻度痴呆期

第一阶段（1～3 年）为轻度痴呆期。表现为记忆减退，对最近发生的事情遗忘突出；判断能力下降，患者不能对事件进行分析、思考、判断，难以处理复杂的问题；工作或家务劳动漫不经心，不能独立进行购物、经济事务等；

尽管仍能做些已熟悉的日常工作，但对新事物却表现出茫然难解、情感淡漠，偶尔激惹，常有多疑；出现时间定向障碍，对所处场所和人物能做出定向，对所处地理位置定向困难，复杂结构的视空间能力差；言语词汇少，命名困难。

2. 中度痴呆期

第二阶段（2~10年）为中度痴呆期。表现为远近记忆严重受损，简单结构的视空间能力下降，时间、地点定向障碍；在处理问题、辨别事物的相似点和差异点方面有严重损害；不能独立进行室外活动，在穿衣、个人卫生以及保持个人仪表方面需要帮助；不能计算；出现各种神经症状，可见失语、失用和失认；情感由淡漠变为急躁不安，常走动不停，可见尿失禁。

3. 重度痴呆期

第三阶段（8~12年）为重度痴呆期。患者已经完全依赖照护者，严重记忆力丧失，仅存片段的记忆；日常生活不能自理，大小便失禁，呈现缄默、肢体僵直，有强握和吸吮等原始反射。最终昏迷，一般死于感染等并发症。

三、老年性痴呆的护理原则

1. 进行有效的补偿护理

老年患者缺乏自我照顾和保护能力，对其生活料理时应进行适当的有效补偿。尽量给予充足的时间让老年患者独立完成，必要情况下提示或示范，以免老年人自理能力过早退化。

2. 生活环境的准备及安全护理

根据老年患者身体状况营造安全、温暖、舒适的生活环境，如室内温度、湿度要适宜，空气清新，家具应简单化，地板要防滑，老年患者穿的衣物应标明姓名、年龄、地址等。

3. 增强康复护理理念

老年患者因病情的影响而缺乏自信，需要通过康复活动帮助他们维护身体机能并保持身心健康。

四、老年性痴呆的护理要点

1. 生活照护

（1）环境。老年患者的房间、睡床要固定，睡床最好又宽又矮，桌上不要放其他任何物品。每天一定要彻底检查整理老年患者的床铺、房间及周围环境。

（2）饮食。老年患者的饮食应多样化，利于刺激老年患者食欲；餐位应安全，有的老年患者习惯坐在固定的座位上心理才会很踏实；细心照顾老年患者进食，防止老年患者对食物不满而拒绝进食，防止老年患者用手抓食物，防止老年患者将食物藏起来悄悄进食等。

（3）活动。对待老年患者，要为其营造合理舒适的生活环境，鼓励老年患者多结交朋友，参加活动，散步等。让他们能够精神活跃，积极乐观地对待生活。

2. 医学护理

（1）病情观察。细心观察，老年患者身体抵抗力下降容易发生各种并发症，但是病情较重的老年患者又无法用语言表达自己的不适，护理员应通过老年患者的表情等肢体语言判断。每日定期测血压、脉搏，每月测体重，争取及时发现老年患者身体的异常情况。

（2）口腔护理。有些老年患者不能独立自主完成漱口，甚至排斥刷牙。护理员应多与老年人沟通，争取在愉快的交流中帮助老年患者完成刷牙、漱口等。

（3）异常语言和行为护理。对于老年患者的异常语言和行为，护理员要随时耐心聆听并观察，体恤他们的心情，抱有细致入微、认真负责的态度。日常行为中最让人困惑的是老年患者的暴力行为。护理员对老人进行生活帮助，动作应快捷准确，尽早完成，即使接触有严重暴力倾向的患者，短时间也不会发生太大的问题。总之，对老年患者异常言行要随时细心观察，尽量弄清异常言行发生的原因和老年患者的心理状态，再结合老年患者各种功能障碍和能力下降等情况制定合理、科学的看护方案。

3. 心理疏导

实际上，因智能障碍而造成功能低下的老年患者比正常人对情感更敏感，老年患者表达情感喜怒哀乐的方式更为直接。护理员和亲属都要关心并爱护老年患者，尊重老年患者的人格，对话时要和颜悦色，避免使用呆傻、愚笨等词语。同时，根据不同老年患者的心理特征采用安慰、鼓励、暗示等方法，给予开导。对情绪悲观的老年患者应该耐心解释，并介绍一些治愈的典型病例，以唤起老年患者战胜疾病的勇气和信心。亲属对生活有困难的老年患者应当积极主动给予照顾，热情护理，以实际行动温暖他们的心灵。

4. 健康教育

（1）疾病知识教育。向老年患者和家属介绍本病的病因，指导其避免诱发因素，引导老年患者保持良好的生活状态，养成良好的生活习惯，积极配合治疗。

（2）指导老年患者进行自我病情监护。老年患者应明确病情，计划好退休后的生活，对未来充满信心，与医生和家人共同讨论未来的医疗问题。定向障碍和视空间障碍的老年患者不要单独外出，以减少意外，晚期老年患者需要专人照看，防止鲁莽行为伤害亲人和他人。

（3）指导老年人预防疾病。鼓励老年人勤用脑，预防脑萎缩，调节情志，避免精神刺激，积极参与社会活动。发现疾病后定时、定期进行康复治疗和训练。

学习单元5 上呼吸道感染的临床表现与护理

了解上呼吸道感染的概念与病因
熟悉上呼吸道感染的主要临床表现
掌握上呼吸道感染的护理要点

一、上呼吸道感染的概念与病因

1. 概念

上呼吸道感染简称上感，又称普通感冒。上呼吸道感染是包括鼻腔、咽或喉部急性炎症的总称。广义的上呼吸道感染不是一个疾病诊断，而是一组疾病，包括普通感冒、病毒性咽炎、喉炎、疱疹性咽峡炎、咽结膜热、细菌性咽-扁桃体炎。狭义的上呼吸道感染又称普通感冒，是最常见的急性呼吸道感染性疾病，多呈自限性，但发生率较高。全年皆可发病，冬、春季较多见。

2. 病因

（1）病原体。上呼吸道感染70%～80%由病毒引起，另有20%～30%的上呼吸道感染由细菌引起。细菌感染可直接感染或继发于病毒感染之后，以溶血性链球菌为最常见，其次为流感嗜血杆菌、肺炎球菌、葡萄球菌等。

（2）机体抵抗力降低。各种导致全身或呼吸道局部防御功能降低的原因，如受凉、淋雨、气候突变、过度疲劳等，可使原已存在于上呼吸道的或从外界侵入的病毒或细菌迅速繁殖，从而诱发本病。体弱、免疫功能低下或患有慢性呼吸道疾病的老年患者更易感。

二、上呼吸道感染的主要临床表现

1. 临床特点

（1）普通感冒。俗称“伤风”，又称急性鼻炎，起病较急，潜伏期1～3天。主要表现为鼻部症状，如喷嚏、鼻塞、流清水样鼻涕，也可表现为咳嗽、咽干、咽痒或灼热感等。一般无发热及全身症状，或仅有低热、不适、轻度畏寒、头痛。如无并发症，5～7天可痊愈。

（2）急性病毒性咽炎或喉炎

1）急性病毒性咽炎。临床表现为咽部发痒或灼热感，咳嗽少见，咽痛不明显。当吞咽疼痛时，常提示有链球菌感染。流感病毒和腺病毒感染时可有发热和乏力。腺病毒咽炎可伴有眼结合膜炎。

2）急性病毒性喉炎。临床特征为声嘶、讲话困难、咳嗽时疼痛，常有发热、咽痛或咳嗽。

（3）其他。主要包括急性疱疹性咽峡炎、咽结膜热、细菌性咽-扁桃体炎等。

2. 感冒的危害

老年人由于机体免疫力低，呼吸道防御功能减退易患感冒。上呼吸道感染对老年人的主要危害是引起并发症，如普通感冒可并发鼻窦炎、喉炎、中耳炎、气管炎、肺炎、心肌炎等。此外，感冒可诱发多种疾病急性发作。特别是原有慢性支气管炎的老年人易并发细菌性肺炎，加重病情，出现高热不退、阵咳、咯血、口唇青紫等。如本来患有心脏病的老年人可因呼吸衰竭或心力衰竭而死亡。因此，感冒为百病之源，切不可麻痹大意、掉以轻心。

三、上呼吸道感染的护理要点

1. 上呼吸道感染的病情观察

上呼吸道感染应加强患者生命体征、神志的观察；观察发热的程度，痰液的量和性状、颜色；观察有无并发症。

2. 上呼吸道感染的预防和护理

（1）上呼吸道感染的预防。患者居室可用乳酸或食醋熏蒸进行空气消毒。感冒流行季节，患者外出应戴口罩，避免去公共场所。患者应自觉戒烟，经常参加体育锻炼，增强体质。同时谨防着凉，合理安排日常生活，避免劳累。

（2）上呼吸道感染的护理

1）一般护理。叮嘱患者注意休息，保持室内空气清新，定时通风换气；合理饮食，补充水分。

2）对症护理。对高热者进行物理降温，患者不能连续使用退热药，以防虚脱。

3）防寒保暖。叮嘱患者注意保暖，防治各种呼吸道感染。

4）加强锻炼。叮嘱患者加强全身运动锻炼和耐寒锻炼，重视呼吸功能的康复训练。

5）健康教育。帮助患者了解疾病的基本知识，指导其增强预防意识。

学习单元 6　慢性支气管炎的临床表现与护理

了解慢性支气管炎的概念与病因

熟悉慢性支气管炎的主要临床表现

掌握慢性支气管炎的护理要点

一、慢性支气管炎的概念与病因

1. 概念

慢性支气管炎（简称“慢支”）是指气管、支气管黏膜及其周围组织的慢性、非特异性炎症。临床上有明确的定义：由急性支气管炎转变而成，咳嗽、咳痰或伴有喘息，每年发病持续 3 个月，连续 2 年或 2 年以上。

2. 病因

在正常情况下，呼吸道具有一定的防御功能，对吸入的空气有过滤加温和湿化的作用。全身或呼吸道局部防御和免疫功能减退（尤其是老年人）则极易患慢支且反复发作而不愈。

（1）吸烟。吸烟为本病发病的主要因素。研究表明，吸烟者慢支的患病率比不吸烟者高 2~8 倍，烟龄越长，烟量越大，患病率亦越高。

（2）感染因素。感染是慢支发生和发展的重要因素之一。病毒、支原体和细菌感染为本病急性发作的主要原因。

（3）气候。寒冷常为慢支发作的重要原因和诱因，慢支急性加重也常见于冬季寒冷时节。

（4）理化因素。如刺激性烟雾、粉尘、大气污染等可使呼吸道黏膜水肿，黏膜上皮受损或脱落，引起病毒和细菌侵入，常为慢支的诱发因素。

（5）过敏因素。喘息型慢支患者多有过敏史，常见的致敏原有尘螨、寄生虫、花粉等。

二、慢性支气管炎的主要临床表现

临床以咳、痰、喘为主要表现。慢支是老年人的常见病，其发病率为 10%~15%，病程进展缓慢，后期常并发阻塞性肺气肿。慢支、阻塞性肺气肿、慢性肺源性心脏病（以下简称“肺心病”），通常是老年人慢性呼吸道疾患发展的“三部曲”。82%~90%的肺心病病例是由慢支并发阻塞性肺气肿导致的。

1. 临床表现

（1）以咳嗽、咳痰为主要症状或伴有喘息，每年发病累计 3 个月，连续 2 年或 2 年以上。

（2）排除具有咳嗽、咳痰、喘息症状的其他疾病，如肺结核、尘肺、肺脓肿、心脏病、心功能不全、支气管扩张、支气管哮喘、慢性鼻咽疾患等。

2. 临床分型

（1）单纯型。以反复咳嗽、咳痰为主要表现。

（2）喘息型。在慢性咳嗽、咳痰的基础上伴有喘息，并经常或多次听到哮鸣音。

3. 临床分期

（1）急性加重期。近 1 周内有呼吸道感染，痰量增多，出现黏液脓痰或症状明显加重的情况。

（2）慢性迁延期。咳嗽、咳痰、喘息迁延达 1 个月以上。

（3）缓解期。症状基本消失并保持 2 个月以上。

三、慢性支气管炎的护理要点

1. 环境

室内空气应保持清新、流通，温度保持在 18～22℃，湿度保持在 60% 左右。要劝吸烟的老年人戒烟。

2. 合理饮食

为患者供给充足的营养，注意调配高蛋白、多纤维、清淡少油的饮食。鼓励患者多饮水（约 1 500 mL/天），多饮水是最好的祛痰方法。

3. 心理护理

由于老年人患病后常出现劳力性呼吸短促，因此惧怕运动。疾病的折磨使老年人对疾病的预后和生活自理能力减退产生担忧，表现出忧虑、压抑、烦躁不安等不良心理状态。为此应针对老年人的具体情况，进行有效的心理护理。

4. 康复护理

叮嘱患者注意休息，重建生理性的腹式呼吸、增强心功能和恢复活动能力是慢支患者康复护理的主要内容。康复护理主要是呼吸功能训练，包括腹部加压暗示呼吸法、缩唇呼吸法、呼吸操和吹气球等训练。

5. 预防急性发作

天气变化时，帮助老年人增减衣服，积极预防感冒，减少疾病复发；有症状及早治疗；防寒保暖，并进行耐寒训练，提高抗病能力。

四、慢性支气管炎的预防措施

1. 戒烟

慢支患者必须戒烟，而且要避免被动吸烟。

2. 注意保暖

在气候变冷的季节，患者要注意保暖、避免受凉。

3. 加强锻炼

慢支患者在缓解期要适当参加体育锻炼，以提高机体的免疫能力和心、肺的储备能力。

4. 预防感冒

注意保护老年人，预防感冒的发生，有条件者可做耐寒锻炼，以预防感冒。

5. 做好环境保护

避免烟雾、粉尘和刺激性气体对呼吸道的影响，以免诱发慢支。

学习单元 7　肺炎的临床表现与护理

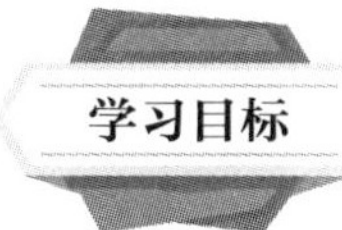

了解肺炎的概念与病因
熟悉肺炎的主要临床表现
掌握肺炎的护理要点

一、肺炎的概念与病因

1. 概念

肺炎是指由多种原因引起的肺实质炎症，细菌性肺炎是最常见的肺炎。

2. 病因

老年人肺炎大部分是感染性的，也可能有非感染性的。革兰阴性杆菌感染是较多见的病因；呼吸道条件致病菌感染，如老年人由于机体抵抗力降低，口咽部常存有真菌、厌氧菌等，可引起肺炎；混合感染是老年人由于免疫功能低下，常表现多种病原体所致的混合感染，如细菌、病毒、真菌、需氧菌、厌氧菌等；另外，由于抗生素的大量及广泛使用，造成耐药也是致病原因之一。

二、肺炎的主要临床表现

首发症状为呼吸急促及呼吸困难，或有意识障碍、嗜睡、脱水、食欲减退等。老年肺炎常缺乏明显的呼吸系统症状，且症状多不典型，病情进展快，易发生漏诊、错诊。

1. 主要症状

寒战，发热达 40℃，伴有头痛、肌酸，胸部刺痛，深呼吸加重，咳痰初为少量泡沫痰，逐渐出现黏浓痰、铁锈色痰。有的患者可出现呼吸困难，气急紫绀，或出现恶心、呕吐等消化系统症状。严重者出现神志模糊、烦躁、嗜睡、谵妄等症状。

2. 老年人肺炎的特点

起病隐匿，症状不明显或不典型。1/3 老年患者表现出乏力、倦怠、恶心、食欲不振等症状，个别老年患者可出现休克或呼吸衰竭等。

三、肺炎的护理要点

1. 肺炎的病情观察

注意观察患者的生命体征、意识状态、皮肤黏膜颜色及温度，有无出血倾向。由于老年肺炎易发生水、电解质紊乱及酸中毒，因此还应注意尿液和痰液等的变化。

2. 肺炎的预防措施

由于老年人肺炎的特殊性，护理员应重视，做到早期发现、早期诊断，降低发病率及死亡率。

（1）鼓励患者积极参加体育锻炼，以增强体质，提高耐寒抗病能力。

（2）叮嘱患者适当多吃些滋阴润肺的食物，如梨、木耳、萝卜等。减少危险因素，如吸烟、酗酒等。

（3）要注意患者的居室卫生。居室要经常保持清洁、空气清新、阳光充足，要注意保暖、防寒，以免诱发感冒。

（4）叮嘱患者要增强呼吸功能，逐渐由胸式呼吸转为腹式呼吸，即吸气时鼓起肚子以使膈肌下降、气沉丹田，动作力求悠而缓，以增强呼吸深度。

3. 肺炎的护理措施

（1）叮嘱患者卧床休息，保持环境安静，空气流通。对长期卧床的老年人要定时帮助其翻身扣背，防止坠积性肺炎。

（2）患者打寒战时注意为其保暖，高热时帮助其进行物理降温，出汗时应帮助其更衣、换被子、换床单，并鼓励其多饮水。

（3）定时测量患者体温、脉搏、呼吸、血压，防止其休克。

（4）及时对症处理，如吸氧、排痰等。

（5）帮助患者补充营养，推荐高热量半流食饮食。

（6）为患者做好口腔和皮肤护理。

学习单元 8　糖尿病的临床表现与护理

了解糖尿病的概念与病因
熟悉糖尿病的主要临床表现
掌握糖尿病的护理要点

一、糖尿病的概念与病因

1. 概念

糖尿病是由遗传基因和环境因子相互作用引起的以慢性血糖水平增高为特征的全身代谢性疾病。根据 1997 年世界卫生组织对糖尿病分型和诊断的新建议，按病因把糖尿病分为四种类型：Ⅰ型糖尿病、Ⅱ型糖尿病、其他特殊类型糖尿病和妊娠期糖尿病，目前以Ⅰ型糖尿病和Ⅱ型糖尿病较为常见。在我国糖尿病已成为仅次于心脑血管疾病和肿瘤的第三大死亡原因，而造成糖尿病患者死亡、伤残的重要原因是糖尿病的慢性并发症。严重糖尿病或血糖长期得不到控制可使肾脏、神经、眼和心血管等系统广泛受损，糖尿病已成为威胁人类健康的社会公共卫生问题。

2. 病因

老年糖尿病的发病与以下几个因素有关：遗传因素、环境因素、基础代谢因素和生理性老化引起胰岛素抵抗和胰岛素作用不足。

（1）遗传基因。研究结果表明，中国人糖尿病遗传方式以多基因遗传为主。

（2）环境因素。促使有遗传基因的老年人发生糖尿病的后天发病因素有很多。

（3）基础代谢因素。人在逐渐衰老的过程中，基础代谢率逐渐下降，参与人体活动的各级组织尤其是肌肉代谢下降，机体对葡萄糖的利用能力也随之下降。

（4）胰岛素原因素。人体逐渐衰老时，其总胰岛素量虽有一定水平，但其中胰岛素原相对增多。在葡萄糖负荷后，老年人血液循环中可测知的胰岛素原为 22%，而青年人只有 15%，胰岛素原较多，也可能是老年人糖尿病增多的原因之一。

二、糖尿病的主要临床表现

典型的糖尿病主要表现为多尿、多饮、多食和消瘦乏力，即“三多一少”症状。糖尿病常见的急性并发症有高血糖昏迷、低血糖昏迷、感染等，慢性并发症有高血压、脑卒中、冠心病、肾衰竭、血管神经病变、白内障失明和糖尿病足等。因此，要重视糖尿病的早期诊断和早期治疗。世界卫生组织确定的糖尿病诊断标准为：随机血糖不小于 11.1 mmol/L，或空腹血糖（FPG）不小于 7.0 mmol/L，或口服葡萄糖耐量试验（OGTT）中餐后 2 小时血糖（2HPG）不小于 11.1 mmol/L。

三、糖尿病的护理要点

糖尿病患者的护理措施主要包括饮食护理、运动护理及药物护理，因此饮食疗法、运动疗法、药物疗法是照护糖尿病患者的法宝。

1. 饮食疗法

饮食治疗是所有糖尿病治疗的基础，目的是控制血糖，维持理想体重，最大限度地减少或延缓各种并发症的发生；原则是摄取适量的热量、营养均衡及保持正确而规律的饮食习惯。宜予低糖、低脂、高维生素、富有蛋白质和纤维素的饮食。饮食疗法的注意事项如下：

（1）计算饮食量时，要结合患者平日的饮食量、心理特点、平日活动量等个体差异。

（2）要充分尊重患者的个人饮食习惯和经济条件等，尽量争取患者能与家属一起进餐。

（3）要注意患者进餐与血糖、尿糖变化的规律，如血糖和尿糖增多，饮食要适当减少，而当胰岛素用量较大时，两餐间或晚睡前应加餐，以防止低血糖的发生。

2. 运动疗法

运动疗法主要适用于Ⅱ型无并发症的肥胖者和超重者，以及病情稳定、Ⅰ型血糖控制良好、无酮症酸中毒的患者。具体方法应根据患者的工作、生活习惯、个体差异及病情而定。通常采用将风险降至最低的个体化运动处方，一般取运动试验最高心率的70%～80%作为靶心率。运动持续的时间可以根据个体的耐受能力而定，一般以每次20～30分钟为佳，每天1次或每周运动3～4次。糖尿病患者最适宜的是低至中等强度的有氧运动，即有较多肌群参加的持续性、周期性运动，如步行、慢跑、登楼、游泳、划船、有氧体操及球类等活动，也可利用活动平板、功率自行车等器械来进行，运动方式因人而异。其注意事项如下：

（1）制定运动方案应详细地询问患者病史及体格检查，并进行血糖、血脂、血酮、肝肾功能、血压、心电图、运动负荷试验、胸片、关节和足的检查，要根据每位患者的生活、工作习惯和个体差异制定运动处方。运动前应随身携带糖尿病急救卡（注明姓名、地址、电话号码等），以及携带饼干或糖果，并随时补充水分。

（2）运动实施前后患者要有热身活动和放松活动，以避免心脑血管事件发生或肌肉关节的损伤。应避免剧烈运动，开始尽量在医护人员监护下实施，病情控制不佳的患者、有急性并发症的患者、慢性并发症在进展期的患者不宜参加运动。

（3）运动训练的时间最好安排在餐后1～2小时进行，清晨空腹时不宜运动；用胰岛素治疗的患者在药物作用高峰时避免运动。

（4）患者在运动中出现胸痛、胸闷症状，应立即停止运动，原地休息，舌下含服硝酸甘油，如无缓解应立即就医。最好与他人一起运动，发生意外时可得到及时救助。

（5）患者运动后不宜立即洗冷水浴或热水浴，以免引起血压升高或降低，并仔细检查有无足部皮肤损伤。

3. 药物疗法

药物治疗分为口服和注射胰岛素治疗两大类。在一般治疗和饮食治疗的基础上，根据病情需要选择胰岛素制剂和剂量，同时监测血糖，及时调整胰岛素剂量。

4. 心理护理

糖尿病病程较长，患者易出现焦虑、抑郁等心理障碍。应采取有效的心理疏导措施，减少各种不良刺激。通过有计划、有目的地与患者进行交流，耐心讲解糖尿病的有关知识，采用音乐疗法、座谈会等形式，使患者正确认识疾病，消除不良的心理因素，保持情绪稳定。

5. 常见并发症的护理

（1）低血糖的防治。低血糖是糖尿病治疗过程中常见的并发症。轻度低血糖时出现心慌、手抖、饥饿、出冷汗等，严重时可昏迷，甚至死亡。预防低血糖需要注意：①注射胰岛素后 30 分钟内禁食；②定时、定量进食；③在体力活动前吃一些碳水化合物食物；④不要饮酒过多；⑤如出现上述低血糖症状，意识清醒的患者应尽快口服含糖饮料，如橙汁、糖水、可乐等，或吃一些糖果、点心，意识不清的患者应立即送医院治疗。

（2）糖尿病足的防治。糖尿病足是中晚期糖尿病患者的常见并发症，也是糖尿病致残的主要表现之一。其特点是下肢疼痛、皮肤溃疡，间歇性跛行和足部坏疽。糖尿病史在 5 年以上者必须警惕“高危足”，防治措施主要包括：①减轻足部压力，使用治疗性鞋袜，穿合体鞋（不穿高跟鞋），鞋袜要舒适透气；②正确修剪趾甲，经常检查足部有无外伤与破损；③不用刀削足部鸡眼，不使用鸡眼膏等腐蚀性药物，以免发生皮肤溃疡；④正确处理伤口，对小伤口应先用消毒剂（如酒精）彻底清洁后再用无菌纱布覆盖，若伤口 2~3 天仍未愈合应尽早就医；⑤冬季注意足部保暖。平时可进行患肢伸直抬高运动、踝关节屈伸活动和足趾背屈和跖屈活动等，但禁忌长时间行走或跑步。

6. 健康教育

应根据患者的具体情况制订糖尿病健康教育计划，如通过采用举办专题讲座或看专题录像、发放宣传资料、召开病友联谊会或电话随访等多种形式，让患者及家属了解糖尿病的基本知识和并发症的危害，让其以积极的心态配合康复治疗的实施。同时，要宣传饮食控制和运动治疗的目的及重要性，介绍如何进行皮肤护理及足部护理，如何处理各种应急情况，叮嘱其随身携带急救卡，遇到感冒、发热等情况不要停止注射胰岛素，还需要进行个人卫生指导，患者应禁烟并保持全身和局部清洁，勤换衣裤。

学习单元9　骨及关节疾病的临床表现与护理

了解骨及关节疾病的概念
掌握几种骨及关节疾病的主要表现及护理要点

一、骨及关节疾病概述

进入老年阶段之后，人的骨骼及关节组织开始老化，发生功能性退化，关节部位最易受损，如膝关节、肩关节、脊柱关节等部位可发生骨关节病。骨关节病是一种以局部关节软骨退变、骨质丢失、关节边缘骨刺形成及关节畸形和软骨下骨质致密为特征的慢性关节疾病，又称骨关节炎、退行性骨关节病、老年性关节炎等。下面具体介绍骨质疏松、股骨颈骨折、颈椎病、肩周炎等疾病的护理要点。

二、骨及关节疾病的主要表现和护理要点

1. 骨质疏松

骨质疏松是一种全身骨量减少和骨组织发生钙化，伴有骨脆性增高导致易发生骨折的老年性疾病，分为原发性骨质疏松与继发性骨质疏松两种。老年性骨质疏松症的治疗应以骨形成促进剂为主。

(1) 病因。原发性骨质疏松多见于绝经后女性或因衰老所致，男女患病比例为1∶2。继发性骨质疏松多因原有疾病或药物副作用所致。

(2) 主要表现。骨质疏松主要表现为骨痛和骨折。患者可出现全身性骨

痛，其中以腰背部疼痛最常见。也可出现驼背、骨折和呼吸功能下降等现象。

（3）护理要点

1）预防骨质疏松的发生。叮嘱患者摄入含钙高的食物，如牛奶、海带等，少饮酒和咖啡；女性绝经前开始补钙，在补钙的同时，补充维生素D；加强体育锻炼，尤其加强负重锻炼，鼓励患者做一些力所能及的事，增加户外活动，加强自我保护意识，防止跌倒和骨折。

2）心理护理。由于伤痛困扰或生活自理能力的减退，导致患者产生焦虑、忧郁、急躁等情绪变化。应耐心地鼓励患者，帮助其增强治疗信心。

3）基础护理

①由于患者行走不便，在护理工作中要细心观察，及时巡视，多加关心照顾，发现异常及时采取措施，防止意外情况的发生。

②患者应选择轻便、舒适的鞋，保持室内清洁，地面不应有积水，以防滑倒。

③为患病老人提供易消化、吸收，富含钙的食物。组织老人到室外晒太阳。

4）康复护理。由于60岁以上老年人患骨质疏松症的发病率在60%以上，因此应尽量做到早期发现、早期治疗，适当锻炼，谨防磕碰、跌倒，适量补充钙、磷。同时对患病老年人出现的骨折、腰背痛、驼背等，及时通过外科手术、药物、理疗等方法，减轻伤痛，降低致残率。总之，应以积极的态度、有效的方法进行康复治疗与护理。

2. 股骨颈骨折

老年人由于活动少、肌力差、平衡能力受损等因素导致易跌倒，一旦跌倒由于其骨脆性增加，往往会发生骨折，部位好发于股骨颈、桡骨下段以及腰椎压缩性骨折。其中股骨颈骨折为最常见。

（1）主要症状。患者跌倒后诉髋部疼痛，不能站立和走路，首先应想到股骨颈骨折的可能。

1）摔倒后髋部疼痛，纵向叩痛。

2）明显外旋畸形，即足尖向外（内收形），说明错位较大，需要手术后平卧，并注意早期床上活动。

3）下肢不能活动，X线有裂纹骨折，位置稳定称外旋型股骨颈骨折。

（2）护理要点。股骨颈骨折应仰卧于硬板床上并尽量减少活动，以减轻疼痛；手术后平卧，并注意早期床上活动，预防褥疮的发生。

1）心理护理。老年人意外致伤，常常自责，顾虑手术效果、骨折预后，因而易产生焦虑、恐惧心理。应耐心开导，介绍骨折的特殊性及治疗方法，并悉心照顾，以减轻或消除患者的心理压力。

2）饮食。宜选择高蛋白、高维生素、高钙、粗纤维及果胶成分丰富的食物。鼓励患者多饮水，预防便秘和泌尿系统感染。

3）体位。术后协助患肢穿丁字鞋，维持患肢于外展中立位，预防髋关节脱位。

4）功能锻炼。一般手术后的功能锻炼主要是在康复治疗师的指导下进行患肢肌力训练。

3. 颈椎病

颈椎病是指颈椎和颈椎间盘退行性病变，压迫或刺激邻近血管和神经而引起的一系列的症状。起病缓慢，发病年龄多在40岁以上，60岁以上的老年人占50%。

（1）颈椎病的主要症状。颈部酸痛、胀痛、麻木不适，颈部活动受限。当神经根受刺激或压迫时，可出现上肢无力、手指麻木、感觉异常。刺激或压迫脊椎时，可出现下肢无力、跛行，甚至大小便失禁。颈椎动脉受刺激压迫时，可出现眩晕、耳鸣、头痛、视力减退等症状。

（2）颈椎病的护理要点

1）枕头高度适当，一般以10 cm左右为宜。

2）注意颈部保暖，尤其是冬天更不宜受风寒。

3）急性期以静卧休息为主。缓解期进行颈部肌肉锻炼、颈部按摩，一种姿势不宜保持时间太久，尤其是低头伏案的工作。

4）保持头、颈部位置正确。头颈部的自然、正常的姿势是确保颈椎健康的先决条件。

（3）颈椎病运动的注意事项。颈部按摩手法要柔和，切忌猛烈；急性期不宜运动，以静卧休息为主；穴位按摩可取合谷、少海、肩井、风池等穴位，按压时应有酸、麻、胀的感觉，每日1~2次；每天可进行数次颈部的前伸、后屈、侧屈、旋转等运动。

4. 肩周炎

肩周炎是肩关节周围炎的简称，又称漏肩风、冻结肩、五十肩，是肩关节周围韧带、肌肉、关节囊等部位疾病的总称。多数肩周炎由慢性退行性病变、劳损、肌纤维组织炎等引起。外伤、寒冷、潮湿等为常见诱因。肩周炎自然病程为 1 年左右。

（1）肩周炎的主要表现。一侧肩痛和肩关节运动受限，肩痛可向颈部、肘部放射，活动后加重。严重者可影响梳头、穿衣等日常生活。

（2）肩周炎的护理要点

1）注意保暖，晚上穿长袖睡衣，春夏秋冬都一样。

2）尽早进行理疗、针灸、按摩、推拿、体疗等治疗，以减轻疼痛。

3）早期加强锻炼，每日进行肩关节运动，如手爬墙、拉圈等，以免肩关节粘连而影响功能。

1. 老年人身体各系统有哪些生理功能的变化？
2. 在日常生活中，老年人有哪些常见的性格变化？
3. 简述对剧烈呕吐的老年人病情观察和护理的要点。
4. 何谓脑血管意外？脑血管意外有哪些临床表现？
5. 简述糖尿病老年人的病情观察和护理要点。

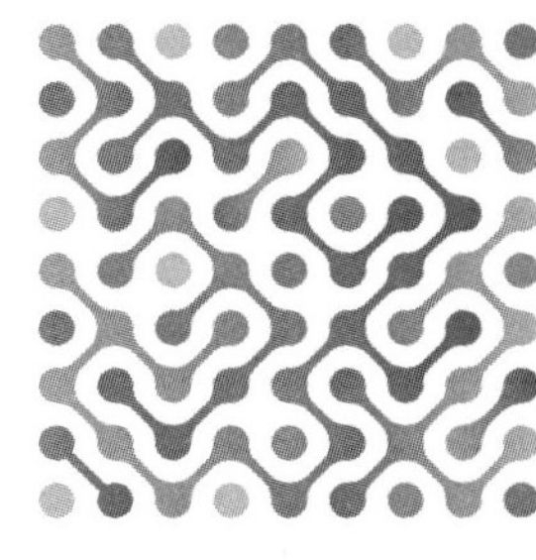

第3章 养老护理工作方法

第1节 养老护理工作程序

学习单元1 护理程序概述

了解护理程序的发展背景
了解护理程序的概念及意义
掌握护理程序的步骤

护理工作与人的健康息息相关，为了给护理对象提供安全的治疗和护理，护理员必须掌握一定的护理方法。而护理程序就是现代护理学发展到一定阶段，以人的健康为中心进行工作的一种方式，是一种科学、系统地认识问题、分析问题、解决问题的思维方式和工作方法，已成为护理工作中重要的因素之一。护理程序是在护理理论及其相关理论的基础上产生，并在护理实践过程中得到发展和完善的。在护理工作中，护理员应熟练应用护理程序，为护理对象提供安全、有效的护理服务，不断提高护理质量，促进护理事业的科学发展。

一、护理程序的概念

护理程序是以促进和恢复护理对象的健康为目标所进行的一系列有目的、

有计划的护理活动，是一个综合、动态、具有决策和反馈功能的过程，通过对护理对象进行主动、全面的整体护理，使其达到最佳的健康状态。

护理程序是当今护理学发展到一定的理论水平时，将理论应用于实践的一种科学的确认问题、解决问题的工作方法和思想方法。它不仅适用于病人，而且适用于健康人、家庭和社区，是护理员为护理对象提供高质量护理的根本保证，更是防病、治病、促进人类健康的科学方法。

二、护理程序的意义

护理程序是一种系统、科学地为护理对象确认问题和解决问题的工作方法。这种方法可以保证护理员有条理、高质量地满足护理对象的需求，具有重要的实际意义。

1. 对护理专业的意义

（1）临床护理方面。护理员不仅仅要执行医生开具的医嘱，还应以护理程序为理论框架，为患者提供全面、系统、高质量的护理。

（2）护理管理方面。护理程序对护理管理提出新的、更高的要求，尤其在临床护理质量评价方面有了新的突破。

（3）护理教育方面。护理程序的运用对护理教育的改革具有指导性的意义，在课程组织、教学内容安排、教学方法运用等方面促使教学模式的转变。

（4）护理科研方面。护理程序推进了护理科研的进步，引导了科研的发展方向。

2. 对护理对象的意义

（1）在护理程序的应用过程中，护理员应与护理对象密切接触，并鼓励其参与护理活动，这有利于护理员与护理对象建立良好的关系，加强双方的合作，从而有利于促进护理对象的康复。

（2）在护理程序的应用过程中，护理对象是护理程序的核心，使他们从入院开始就得到持续性的个性化护理服务，护理对象成为直接受益者。

3. 对护理员的意义

（1）在护理程序的运用过程中，要求护理员能独立解决护理活动中的问题，培养护理员创造性的工作能力、决策能力及人际交往能力。

（2）在护理程序的运用过程中，明确了护理员的职责范围和专业标准，规范了护理员的专业行为，使护理员变被动工作为主动工作。

（3）在护理程序的运用过程中，要求护理员掌握各学科的知识，从而培养护理员的学习能力。

三、护理程序的步骤

护理程序分为 5 个步骤，即评估、诊断、计划、实施和评价。护理程序的 5 个步骤相互联系、相互依赖、相互影响，是一个循环往复的过程（见图 3—1）。

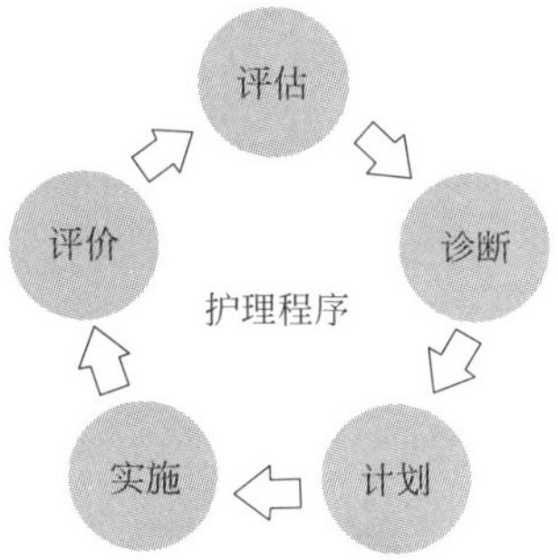

图 3—1　护理程序的步骤

步骤 1　评估

评估是护理程序的第一步，也是护理程序的基础。它是护理员对护理对象的健康资料进行系统、连续地收集、整理分析和记录的过程。

（1）收集资料

1）收集资料的目的

①为做出正确的护理诊断提供依据。

②为制订护理计划提供依据。

③为评价护理效果提供依据。

④可供护理科研参考，为护理科研积累资料。

2）资料的来源

①护理对象本人是健康资料的主要来源。

②护理对象的家属或有关人员。如在护理老年性痴呆患者时，其家属或关系密切的人便成为资料的主要来源。

③其他健康保健人员。如医生、其他护理人员、理疗师或营养师等。

④护理对象本人的病历和各种检查报告。

⑤医疗和护理的有关文献资料、参考书等。

3）资料的分类

①主观资料。即护理对象的主诉，包括对自己的经历、感受和担心等内容

的描述。如患者说“我肚子疼、恶心”“我心慌”“我怕我的腿治不好了”等。

②客观资料。指护理员通过观察、护理对象体检或通过实验室和设备检查获得的资料。如“呼吸 16 次/分”“X 线胸片提示肺纹理增多”等。

4）资料的内容

①护理对象的基本信息。如姓名、性别、出生年月、民族、职业、文化程度、宗教信仰、婚姻状况及个人爱好等。

②护理对象现在的健康信息。包括现病史、主要病情、日常生活规律及自理程度、护理体检等。

③护理对象既往的健康信息。包括既往史、婚育史、用药史、过敏史、传染病史、家族史等。

④护理对象的心理情况。包括情绪、对疾病的认识及康复的信心、性格特征等。

⑤护理对象的社会文化方面。包括主要社会关系及密切程度、工作学习情况、经济基础与医疗条件等。

5）收集资料的方法

①观察法。观察法是指护理员运用视觉、听觉、嗅觉和触觉或借助一些辅助器具（如血压计、听诊器等）对护理对象进行有目的的信息收集的方法。如通过眼睛看见患者面色灰白、口唇发绀、大汗淋漓，通过听诊器听患者的心音、呼吸音等。

②交谈法。交谈法是指护理员与护理对象有目的、有计划地交流对话。通过交谈，可以了解护理对象的健康资料，建立良好的护患关系，为护理对象提供心理支持。

③身体评估。身体评估是指护理员运用望、触、叩、听、嗅等体格检查手段对护理对象的生命体征和各个系统功能状况进行检查，以此作为收集资料的方法。护理员做的身体评估是为了确定护理诊断和制订护理计划提供依据，所以是以护理为重点。

④查阅。查阅包括查阅病历，各种医疗、护理记录以及有关书籍、资料等。

（2）整理分析资料

1）组织和整理资料。对收集来的资料进行组织和整理有利于护理员及时发现问题、处理问题，便于开展工作。常用的组织整理资料的方法主要有以下3种：

①按马斯洛的需求层次理论分类，即按生理需求、安全需求、爱与归属的需求、尊重的需求、自我实现的需求对资料进行整理。

②按北美护理诊断协会（NANDA）的9种人类反应形态分类，即按交换、沟通、关系、价值、选择、移动、感知、认知、感觉几种反应形态分类。

③按戈登（Gordon）的11个功能性健康形态分类，即健康感知—健康管理、营养—代谢、排泄、活动—运动、睡眠—休息、认知—感知、自我感受—自我概念、角色—关系、应对—应激耐受、性—生殖、价值—信念11个功能形态。

2）核实和筛选资料。核实是为保证所获得资料的真实性、准确性，护理员需要对资料提出疑惑、解答疑惑，对不清楚的地方要重新调查、确认及补充。

筛选是指护理员需要对患者含糊不清的主诉进行进一步的确定和查证。在查证过程中应保证收集资料的准确性。

3）分析和记录资料。护理员需要对资料进行分析，找出异常及相关因素，做出护理诊断。

记录资料时需要注意：记录必须反映事实，客观描述应该使用专业术语，记录应清晰、简洁，避免错别字，注意记录格式的要求。

步骤2　诊断

（1）护理诊断的定义与分类。护理诊断是关于个人、家庭或社区对现存的或潜在的健康问题以及生命过程的反应的一种临床判断，是护理员为达到预期结果选择护理措施的基础，这些结果应由护理员负责。

护理诊断依据北美护理诊断协会的9种人类反应形态分类。

（2）护理诊断的组成。护理诊断由名称、定义、诊断依据和相关因素4个部分组成。

1）名称。名称是对护理对象健康状态或疾病反应的概括性描述。根据名称可将护理诊断分为3个类型。

①现存的护理诊断。现存的护理诊断是对目前现存的健康状况或反应的描

述，如“体温过高、急性疼痛、恶心”等。

②危险的护理诊断。危险的护理诊断是对现在未发生，但对健康状况和生命过程中可能出现的健康问题的描述，如“有感染的危险、有皮肤完整性受损的危险”等。

③健康的护理诊断。健康的护理诊断是指对护理对象具有达到更高健康水平潜能的描述，如“执行治疗方案有效、母乳喂养有效”等。

2）定义。定义是对护理诊断名称清晰、精确的描述和解释。

3）诊断依据。诊断依据是做出该护理诊断时的临床判断标准，一般是相关的症状、体征及有关病史。诊断依据分为主要依据和次要依据，主要依据是指做出某一护理诊断通常需要具备的依据，而次要依据是指做出某一护理诊断有支持作用，但每次不一定必须存在的依据。

4）相关因素。相关因素是指影响个体健康状况，导致健康问题的直接因素、促发因素或危险因素，如疾病、治疗、心理、情景等方面。

（3）护理诊断的陈述方式

1）三部分陈述法：PSE 公式（P 代表护理诊断名称，S 代表症状和体征，E 代表相关因素），多用于现存的护理诊断。

如：体液过多，皮肤水肿，与心衰竭有关。

P　　S　　E

2）二部分陈述法：PE 公式，多用于“有……危险”的护理诊断。

如：有皮肤完整性受损的危险：与长期卧床、被迫体位有关。

P　　E

3）一部分陈述法：即 P，用于健康的护理诊断。

如：有能力增强的趋势。

P

（4）护理诊断与医疗诊断的区别

1）决策者不同：护理诊断是由护理员做出的诊断；而医疗诊断是由医生做出的诊断。

2）诊断的内容不同：护理诊断是对个体或群体的健康问题或生命过程中现存的、潜在的或健康的反应的判断；医疗诊断是用一个名称说明一种疾病或病理变化，以指导治疗。

3）诊断的数目不同：护理诊断数目一般较多，会随患者病情变化而随时发生变化；医疗诊断数目较少，且稳定。

4）职责范围不同：护理诊断的预期结果在护理职责范围内进行；医疗诊断的结果在医疗职责范围内进行。

（5）书写护理诊断的注意事项

1）护理诊断必须使用统一规范的名称。

2）贯彻整体护理观念。

3）一项护理诊断只针对一个护理问题。

4）明确每一个护理诊断的相关因素，避免与护理目标、措施、医疗诊断相混淆。

步骤 3　计划

护理计划的种类根据患者的不同时期、不同需要而制订，具体有三类：入院时护理计划、住院时护理计划和出院时护理计划。

（1）排列护理诊断的优先顺序。将护理诊断按轻、重、缓、急确定先后顺序，确保护理工作高效、有序地开展（见表 3—1）。

表 3—1　排列护理诊断的优先顺序

排列顺序	要点	表征举例
首优问题	直接威胁患者生命，需要立即解决	如休克患者的“体液不足”“心排血量减少”等
中优问题	不直接威胁患者生命，也能导致身体上不健康或心理变化	如“体温过低”“气体交换受损”等
次优问题	与此次发病关系不明显，在护理过程中可稍后解决	如“角色冲突”等

（2）制定预期目标。预期目标是经过护理活动后，期望患者在功能、认知、行为、情绪等方面的改变。

1）目标的种类。目标可分为短期目标和长期目标。短期目标指在较短的时间内可达到的目标，一般指 1 周。长期目标指在较长的时间内达到的目标，通常需要几周或几个月。

2）目标的陈述。目标的陈述有 5 个部分：“主语”是护理对象或其身体的一部分，在目标陈述中可省略；“谓语”是护理对象要完成的动作；“行为标准”是指行动所要达到的程度；“时间状语”指目标中结果期望达到的时间；“条件状语”指护理对象完成某行为所处的条件状况。

3）制定目标的原则。目标应是护理活动的结果；目标应具有明确的针对性；目标必须切实可行，属护理工作的范畴；目标应具体、可测量、可评价。

（3）制定护理措施。护理措施是护理员为帮助患者实现护理目标所需采取的具体方法，具体可分为 3 类：①依赖性护理措施，指护理员遵医嘱执行；②独立性护理措施，指不依赖医生的医嘱，护理员独立提出和采取的措施；③协助性护理措施，指护理员与其他医护人员合作完成的护理活动。

（4）护理计划成文。护理计划成文指将护理诊断、护理目标、护理措施等信息按照一定格式组合而成，形成护理文件。

步骤 4　实施

实施是为了实现护理目标，将计划中的内容付诸行动的过程。理论上实施是在制定护理计划之后进行，但在实际工作中，特别是在抢救病危的护理对象时，实施常常在计划之前进行。

（1）实施过程。实施计划的过程可分为 3 步：

1）实施前的准备：解决问题的“5 个 W”，即做什么（WHAT）、谁去做（WHO）、怎么做（HOW）、何时做（WHEN）、何地做（WHERE）。

2）实施：护理员运用各种知识、技术和技巧实施护理措施。

3）实施后记录：护理记录采用 PIO 的方式记录护理活动，即 P 代表问题，I 代表措施，O 代表结果。

（2）实施过程中的注意事项

1）护理活动应以患者为中心，尽可能满足患者的需要。

2）护理活动的实施应具有科学依据。

3）在执行医嘱时护理员要明确其意义，对有疑问的医嘱要事先澄清。

4）护理措施要保证安全。

5）根据病情灵活实施护理计划。

步骤 5　评价

（1）评价的流程

1）收集护理对象目前的健康资料。

2）与预期目标比较，评价目标是否实现。根据目标实现的程度，可分为目标完全实现、目标部分实现和目标未实现。

3）根据评价结果，调整和修订护理计划。针对目标全部实现的护理诊断，停止相应的护理措施；针对目标部分实现和目标未实现的护理诊断，修订相关的护理计划；针对不存在或判断错误的诊断，删除相关的护理计划；针对未发现的护理诊断，增加相应的护理计划。

（2）评价与其他步骤的关系。评价相当于护理程序系统中的反馈，通过评价，护理程序成为一个连续的过程。

学习单元 2　养老护理程序的实施

熟悉对案例中老年人进行护理评估的方法
熟悉对案例中老年人的护理诊断方法
了解护理评价的方法

案例引导

张某，男，72 岁，2 个月前因老伴去世，3 个儿女在外地工作，所以入住某养老机构。张某既往从未有过脑卒中发作，近 2 年来逐渐出现记忆力减退，起初表现为近期发生的事容易遗忘，如经常遗失物品，经常找不到刚用过的东西，看书、读报后不能回忆其中的内容等。近半年来，症状持续加重，表现为出门不知归家，忘记自己亲属的名字，把自己的儿媳当作自己的女儿。言语功能障碍明显，讲话无序，不能叫出家中某些常用物品的名字。个人生活不能自理，有情绪不稳和吵闹行为。体检未发现神经系统定位征，CT 检测提示轻度脑萎缩。

问题

1. 此护理对象最可能的诊断结果是什么？有何依据？
2. 请列出主要护理问题。
3. 请列出护理措施要点。

一、护理评估

1. 资料收集内容

资料收集内容包括老年人的一般资料、主观资料、客观资料、心理状况等。

(1) 一般资料。一般资料包含老人的姓名、性别、出生年月、房间号、床号、籍贯、民族、宗教信仰、婚姻状况、家庭住址、联系人、入住日期等。

(2) 主观资料。主观资料包含入住原因及老人对当前患有疾病及身体状况的认识及主诉等。

(3) 客观资料。客观资料包含老人的生命体征，是否需要借助拐杖或轮椅转移，进食、睡眠情况，排泄状况，洗澡、穿衣、个人卫生等日常生活自理程度等。

(4) 心理状况。心理状况包含老人的心理状态、社交能力、与家人的关系、语言表达能力、智力水平等。

2. 资料收集方法

(1) 观察。护理员与老人初次见面就是观察的开始，护理员可通过使用视、听、嗅、味、触等感觉来取得老人的资料，如老人的外貌、步态、精神状况、对答及反应情况等。护理员要有敏锐的观察能力，善于捕捉老人每一个细微的变化，从中选择性地收集与老人健康问题有关的资料。系统、连续、细致地观察有助于正确、全面地收集资料。

(2) 交谈。交谈是一种特别的人际沟通方式，通过与老人或其家属、朋友的交谈可以获取护理诊断所需要的资料信息。交谈可分为正式交谈和非正式交谈。正式交谈是指预先通知老人，有目的、有计划地交谈。非正式交谈是指护理员在日常护理过程中通过与老人自然、轻松地闲聊，从中收集到较为真实的资料。交谈时应根据老人的年龄、职业、文化程度等选择合适的沟通方式。

(3) 查体。运用望、触、叩、听、嗅等体检技巧，收集与护理有关的信息。

(4) 查阅记录。包括老人的病历、各种护理记录以及相关资料等。

3. 分析、整理资料

按马斯洛的需求层次理论对资料进行整理、分类。

二、护理诊断

1. 知识缺乏：与缺乏相关疾病的知识有关

（1）护理目标：老人对自己所患疾病有所认识，能简单描述相关问题。

（2）护理措施

1）每周对老人进行健康教育。

2）可为老人发放健康宣传画册。

2. 自我防护能力改变：与出门不知归家有关

（1）护理目标：不会发生老人走失事件。

（2）护理措施

1）在老人身上放置身份识别卡。

2）给老人讲解出行行程。

3）老人外出必须有护理员的陪伴。

3. 有暴力行为的危险：与情绪不稳和吵闹行为有关

（1）护理目标：老人和护理员不产生肢体损伤。

（2）护理措施

1）营造适宜的环境，减少知觉的刺激。

2）给其语言的反馈，建立良好的人际关系。

3）可能的情况下可以为其提供娱乐活动。

4）如老人出现夜游等异常行为，则需要对其进行监视。

5）如果老人对自己或他人有损伤的危险，可以考虑用肢体的束缚。

6）允许老人表达不安的情绪。

4. 有外伤的危险：与情绪不稳和吵闹行为有关

（1）护理目标：老人处于安全的环境，不发生外伤。

（2）护理措施

1）必要时加床挡，防止老人坠床。

2）经常巡视，必要时给予老人关心和帮助。

3）将老人经常使用的物品放置在能随手拿取的地方，鼓励老人自己拿取。

4）定期为老人做心理疏导。

5. 个人应对无效：与个人生活不能自理有关

（1）护理目标：老人能参与自我护理，表现为穿衣、吃饭、洗澡等。

（2）护理措施

1）为老人提供简明易懂的生活护理清单，如洗脸、梳头等。

2）必要时帮助老人选择衣物，如拿出 2~3 套衣服让老人自己选择。

3）给老人易穿的衣物，鼓励老人自己穿衣。

4）辅助老人选择营养价值高的食物，如可能，选择自己喜爱的食物。

5）对判断力有障碍的老人，在给予冷、热水时要注意温度适宜。

6. 记忆力障碍：与经常失落物品，看书读报后不能回忆其中的内容有关

（1）护理目标：老人能够记住当天发生的事情。

（2）护理措施

1）必要时遵医嘱口服提高记忆力的药物。

2）必要时为老人多复述刚刚发生的事。

3）一次只做一件事，把一个大的任务分成小的步骤来完成。

4）设定时间，避免劳累、焦虑和不适。

7. 语言沟通障碍：与讲话无序有关

（1）护理目标：老人能以改变后的沟通方式表达自己的需要。

（2）护理措施

1）注意老人非语言的沟通信息。

2）鼓励老人说话。

3）当老人试着沟通时，需要耐心听，多鼓励老人。

4）与老人交谈时减少环境中的干扰因素。

5）使用简短的句子，一次只问一个问题。

三、护理评价

1. 老人能简单描述自己所患的疾病及症状。

2. 没有发生老人走失事件。

3. 老人和护理员没有受伤。

4. 老人的生活环境安全，没有受伤。

5. 老人能自己穿衣，能在护理员的协助下吃饭、洗澡。

6. 老人能记住当天发生的事情。

7. 老人能以改变后的沟通方式表达自己的需要。

第2节　养老护理工作技巧

学习单元1　护理观察

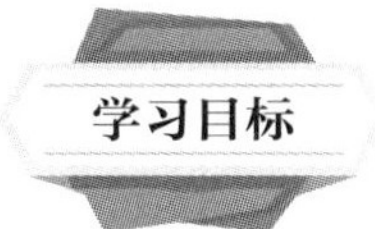

掌握护理观察的内容及方法
了解护理观察的注意事项

步入老年时期，人的身体机能就开始逐渐下降。到七八十岁，部分老年人处于生活不能自理的状态，能够时常陪伴在身边的是养老护理员。养老护理员可以从以下几方面了解老年人的身体情况。

一、护理观察的内容及方法

1. 生命体征的观察

生命体征包括：体温、脉搏、呼吸、血压。

（1）体温的观察。体温是指人体的温度，根据生理功能和体温分布区域，将体温分为体核温度和体表温度。体核温度是指胸腔、腹腔、中枢神经等身体内部的温度，体表温度是指身体表层的温度。体表温度因测量方便，故临床上经常使用。正常人腋下体温在36~37℃，生理状态下，一般清晨最低、午后最高，老年人代谢率较低，血液循环慢，体温低于成年人。体温过高称为发热，以口温为例：37.3～38℃为低热，38.1～39℃为中等热，39.1～41℃为高热，41℃以上为超高热。

（2）脉搏的观察。脉搏是动脉搏动的简称，是指在每个心动周期中，动脉内的压力随着心脏的收缩和舒张而发生的周期性波动引起的动脉管壁的搏动。正常成年人的脉搏和心跳一致，平均大约72次/分，老年人较慢，平均为55～60次/分。进食、运动和情绪激动时可出现暂时性脉率加快，休息睡眠时则脉率减慢。使用兴奋剂、饮浓茶或咖啡以及进食可使脉率加快，使用镇静剂、洋地黄等药物和禁食可使脉率减慢。

（3）呼吸的观察。一般通过老年人的胸部起伏进行观察，正常成年人在安静状态下呼吸频率为16～20次/分。成年人呼吸超过24次/分称为呼吸过快，常见于高热、疼痛、甲状腺功能亢进、心功能不全等；呼吸低于10次/分称为呼吸过缓，常见于颅内压增高、昏迷、休克等。

（4）血压的观察。血压是指心脏收缩和舒张时，流动着的血液对血管壁施加的侧压力。正常成年人的血压为：收缩压90～139 mmHg，舒张压60～89 mmHg。血压随年龄的增长而逐渐增高，以收缩压增高显著。清晨血压最低，傍晚血压最高。紧张、恐惧、兴奋、疼痛都可使收缩压增高，舒张压增高不明显。

2. 一般情况的观察

（1）性别。某些疾病与性别有关，因此要确定老年人的性别。

（2）年龄。要得知老年人的年龄，一般可以采取询问的方法，如老年人情况不允许交流，可通过家属或身份证明得知。

（3）发育。发育包括老年人的体格发育（身高、体重）、智力发育与性征发育。

（4）营养。人每天必须通过饮食摄取足够的营养物质供身体所需。平衡而充足的营养能促进生长发育，促进组织修复，保障机体各种生理功能，增强机体抵抗力和免疫力。营养不良的表现有：①外貌消瘦，无活力；②皮肤无光泽、干燥、弹性差；③毛发缺乏自然光泽、干燥稀疏；④指甲粗糙、无光泽；⑤口唇肿胀，口角裂、有炎症；⑥肌肉松弛无力，肋间隙及锁骨上窝凹陷，肩胛骨和骨骼突出。

（5）意识。正常人意识清晰、思维敏锐、语言流畅、表达准确。若某种疾病导致大脑受损，会出现不同程度的意识障碍。

1）嗜睡。嗜睡为最轻的意识障碍，患者处于病理性的睡眠状态，可被唤醒，醒后尚能保持短时间的醒觉状态，但反应较迟钝，一旦刺激去除，则又迅速嗜睡。

2）意识模糊。意识模糊的意识障碍程度比嗜睡深，患者有定向障碍，思维和语言也不连贯，对周围环境的理解和判断失常，可有错觉、幻觉、躁动等。

3）昏睡。昏睡是近似于不醒人事的意识障碍，患者处于熟睡状态，不易被唤醒，虽在强烈刺激下可被勉强唤醒，但很快再入睡，醒时答话含糊或答非所问。

4）昏迷。患者的运动和感觉完全丧失，任何刺激都不能唤醒。浅昏迷时对强烈刺激有反应，呼吸、脉搏、血压可正常，可有大小便潴留或失禁；深昏迷时对各种刺激均无反应，呼吸、脉搏不规律，血压下降，有大小便潴留或失禁。

（6）面容。面容能反映机体各种不同状态。正常人表情自如，神态舒展，面色红润。人受疾病困扰时往往也会出现不同的面容：

1）急性病容。患者面颊潮红、烦躁不安、呼吸急促、痛苦呻吟等。

2）慢性病容。患者面容憔悴，面色苍白或灰暗，精神萎靡等。

3）病危面容。患者面色灰白或发绀、表情淡漠、眼眶凹陷等。

4）二尖瓣面容。患者面容晦暗、口唇微绀，两面颊呈瘀血性发红等。

5）甲状腺功能亢进面容。患者面容惊愕、眼裂增宽、眼球突出，目光炯炯有神，情绪激动易变等。

6）满月面容。患者面容圆如满月、皮肤发红、常伴有痤疮等。

（7）视力。正常情况下老年人视力都有所下降，一般会出现老花眼、白内障、沙眼等。

（8）听力。随着年龄增长，老年人会出现双耳对称、缓慢、进行性的听力减退，严重的会出现耳聋。

（9）语言。语言能力主要包括听、说、读、写、命名和转述的能力。语言能力下降时，人不仅会变得反应迟钝，还会出现理解偏差或表达障碍，有时，他们只会使用自己记得住的语言。

（10）卧位。卧位是人休息时所采取的卧床姿势，有以下3种：

1）主动卧位。主动卧位指人能随意改变卧位姿势，可以按自己的意愿和习惯采取最舒适的卧位。

2）被动卧位。被动卧位指自己无力变换卧位，必须躺在他人安置的卧位。

3）被迫卧位。被迫卧位是指患者虽然意识清晰，也有变换卧位的能力，但为了减轻疾病带来的痛苦或满足治疗的需要而被迫采取的卧位。

（11）步态。某些疾病可使患者步态异常，有以下几种情况：

1）蹒跚步态。行走左右摇摆，见于佝偻病、大骨节病等。

2）醉酒步态。行走躯干中心不稳，步伐紊乱如醉酒状，见于小脑病变。

3）共济失调步态。行走时脚步抬高，骤然落下，双目下视，两脚间距宽，以防身体倾斜，闭目时身体不能保持平衡，见于小脑或脊髓病变。

（12）皮肤。有些疾病会累及皮肤，可以从以下几方面来进行观察：皮肤的弹性、湿度、颜色，是否出现水肿、皮疹，皮肤或黏膜下是否有出血、皮肤破损或溃疡。

（13）体味。有的疾病会导致人体散发出特殊的气味，如糖尿病酮症酸中毒会使人体散发烂苹果味、有机磷农药中毒会使人体散发大蒜气味等。

二、护理观察的注意事项

1. 培养老年人合理的生活方式。
2. 生活中注重老年人的饮食营养，营造良好的休息环境。
3. 日常生活中要注意保护老年人的安全，防止发生意外。
4. 关注老年人的心理健康，多与老年人沟通交流。

学习单元2　沟通交流

了解语言交流和非语言交流的概念
熟悉语言交流的分类
熟悉非语言交流的特点及作用

知识要求

一、语言交流

语言是人类最重要的交际工具，是人类文化积累和传承的工具，也是人类进行沟通的主要表达方式。

语言交流是指沟通者以语言或文字的形式将信息传送给接受者的沟通行为。人与人之间的沟通，约35%属于语言沟通。语言沟通是指以语词符号为载体实现的沟通，主要包括口头沟通、书面沟通和电子沟通。

1. 口头沟通

口头沟通是借助于发声器官实现的信息交流，如交谈、讨论、开会、讲课等都属于口头沟通。口头沟通是保持整体信息交流的最好沟通方式。口头沟通的优点有：在沟通过程中能观察对方的反应，能立刻得到回馈，有机会补充阐述及举例说明，可以用声音和姿势来加强，能确定沟通是否成功，有助于达成共识与共鸣，有助于改善人际关系。口头沟通是护患之间最主要的沟通方式，护理员询问病情、了解病史、进行治疗及健康指导一般都是通过口头沟通来完成的。

2. 书面沟通

书面沟通是以文字为载体的信息传递，形式主要包括文件、报告、信件、书面合同等。书面沟通是一种比较经济的沟通方式，不受时间和空间的限制，准确性和持久性较高，书面沟通还可以传递复杂完整的信息。临床上一些患者因疾病或诊疗的原因不能说话时，书面沟通可以帮助我们与其实现有效的护患沟通。

3. 电子沟通

电子沟通是以计算机技术与电子通信技术组合而产生的信息交流技术为基础的沟通。它是随着电子信息技术的兴起而新发展起来的一种沟通形式，包括传真、计算机网络、电子邮件等。

二、非语言交流

非语言交流是以人体语言（非言语行为）作为载体，即通过人的眼神、表情、动作和空间距离、身体移动、姿势等来进行人与人之间信息交流的表达方式。在人际交往及护患关系中，非语言交流具有非常重要的地位，是人际沟通的重要形式之一，它占所有沟通形式的65%，因此它能表达个人内心的真实感受，可表达个人很多难以用语言表达的情感、情绪及感觉等。

1. 非语言交流的特点

（1）非语言交流的产生早于语言交流，在人类语言产生之前，人们只能通过非语言方式交流。非语言交流与语言交流不同，它没有具体的口头和书面形式。

（2）非语言信息能够反映人们的潜意识，它更能表达隐藏的意义。在语言交流过程中，人们可以选择词语来掩盖事实，但非语言信息则很难掩盖事实，即使老练的说谎者也会被察觉。

（3）非语言交流有一定的时空范围，同样一个体态或动作在不同民族、不同国度、不同时代有不同的含义。

2. 非语言交流在护患关系中的作用

（1）服饰语。当两个人见面时，一个人的外表是首先被对方所关注的方面，据报道，84%的人对另一个人的第一印象是基于他的外表。仪表、衣着、服饰是无声的语言，通过它人们可以表现自己、了解别人。如护理员端庄稳重的仪容、和蔼可亲的态度、训练有素的举止，不仅构成护理员的外表美，而且可在一定程度上给患者留下很好的印象，产生良好的沟通效果。

（2）表情语。眼睛是心灵的窗户，眼睛的接触也是灵魂的接触。喜怒哀乐可以从一个人的眼睛中流露出来。因此，与人说话时要关注别人的眼睛，一方面出于礼貌，另一方面可以收到对方更多的信息。面部表情也是沟通交流中最丰富的源泉，面部表情是一种共同的语言，如点头表示同意、摇头表示拒绝、嘴角向上表示愉快、嘴角向下表示敌意、张嘴露齿表示高兴、咬牙切齿表示愤怒等。护理员应该意识到自己面部表情的重要性，并且尽可能控制那些容易引起误解或影响护患关系的表情，如不喜欢、厌恶、敌意等，因患者时常会仔细观察护理员的面部表情，并且将它与自己的需要或焦虑相联系。我们也可以从患者的面部表情了解到患者的状况，如患者担忧时可能会皱眉，患者恐惧时脸上可能会显得焦虑、恐慌，疼痛时患者会出现非常痛苦的面部表情等。养老护理员掌握这些知识，有利于把握患者心理的变化，同时也有利于在与患者交往中运用和调控自己的面部表情，从而更好地与之交流。

（3）体态语。体态语主要由手势、体触语、身体姿态几方面组成。手势即手部的动作，是身体动作中最核心的部分。人们在讲话时常用手势来配合表情以加强说话时的效果。体触是通过身体间接触来传递或交流信息的行为，是一种非常重要的非语言交流方式。据研究表明，皮肤接触与心理状态有密切的关系，接触对方身体可以起到巨大的情感沟通作用。身体姿态包括人的坐、立、行走，也就是坐姿、站姿、步态。通过肢体语言可以加强护理员与护理对象的交流效果。如当患者焦虑害怕时，护理员可以紧紧握住患者的手，这样可以传递一种信息，即护理员能够理解患者的处境和心理，并且希望帮助他。如护理员抱起一个正在大声哭闹的患儿，并用手轻轻地拍他，会使患儿有一种安全感，同时也能传递一种爱的情感。如当患者痛苦呻吟时，护理员主动靠近患者站立，且微微欠身与其对话，适当抚摸其躯体或为其擦去泪水，会给患者以体恤、安慰的感觉。

（4）空间语。空间语指个体与他人沟通时双方的空间距离。人际距离的远近取决于人际关系的远近。美国人类学家爱德华·霍尔博士划分了 4 种区域或距离，各种距离都与对方的关系相称。公众距离（3.6~7.5 m）是在正式场合进行演讲或其他公共事物中的人际距离；社交距离（1.2~3.6 m）是彼此认识的人们之间交往的距离；个人距离（0.45~1.2 m）是朋友之间交往的距离；亲密距离（0~0.45 m）是亲人、夫妻之间的距离。在非语言符号系统中，空间语是一种特殊的无声语言，对人们传递感情、建立关系具有重要作用。在护患沟通中，护理员应根据对象不同选择适当的距离，避免不恰当的距离给患者带来心理压力。对儿童和老年患者，可以适当缩短人际距离促进情感沟通。

（5）副语言。副语言指语言的非词语方面，包括发声系统的各要素，如语音语调、音量、语速、节奏等。它是语言表达的一部分，而不是词语本身，它关心的是事情如何说出来，而不是说什么。副语言在沟通过程中起着十分重要的作用。一句话的含义常常不是决定于其字面的意义，而是取决于它的弦外之音。语言表达方式的变化，尤其是语调的变化，可以使字面相同的一句话具有完全不同的含义。此外，还应注意类语言。类语言是指那些有声而无固定意义的声音，如呻吟、叹息、叫喊等。护理员在与患者沟通时应注意副语言对沟通效果的影响及患者的副语言、类语言信息。

综上所述，非语言交流对患者的心理护理非常重要，护理员察觉和理解患者非语言暗示的能力，往往和语言的察觉与理解同样宝贵，有时甚至更宝贵。护理员借助患者的体语了解其心理需求及病情变化，同时能够稳定患者情绪，改善患者不良的心理状态，促进护患交流，有利于治疗护理。

学习单元3　护理记录

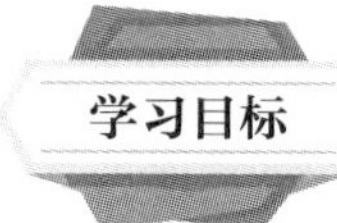

熟悉护理记录的内容及几种护理记录单的格式
了解护理记录的注意事项

护理文件记录着有关托养对象在住院期间的病情动态变化及生活护理措施，是养老机构文件中的一个重要组成部分，具有法律证明效果，也体现了养老机构的管理水平和工作质量。老年人护理记录单主要包括老年人基本信息表、老年人健康情况评估表、老年人家庭成员及社会关系基本信息表、老年人阅历情况评估表、老年人心理活动评估表、老年人生活能力评估表、老年人生活护理计划表、老年人日常护理记录表、老年人护理交接班记录表、老年人跌倒风险评估表等。这些工作量表的记录不仅用于老年人的评估，而且是考核养老护理员工作量和工作质量的重要措施。

一、护理记录的内容

1. 老年人基本信息表

老年人基本信息表用于老年人入院时的基本信息采集，见表3—2。

表3—2　老年人基本信息表

房间号		姓名		性别		年龄	
民族				医保情况			
婚姻状况		本人电话		出生日期			
文化程度		兴趣特长		家庭地址			
宗教信仰		之前职业		疾病史			
入院时间		出院时间		特殊疾病（医院）			
身份证号							

2. 老年人健康情况评估表

老年人健康情况评估表用于老年人入院评估和阶段评估，见表 3—3。

表 3—3　老年人健康情况评估表

姓名：　　　　性别：　　　　年龄：　　　　房间：　　　　床号：

序号	项目	评估内容						
1	体温	正常	高	低				
2	脉搏	正常	过速	过缓	不齐			
3	呼吸	正常	急促	缓慢	不规则			
4	血压	正常	高	低				
5	发育	良好	中等	不良				
6	意识	正常	嗜睡	模糊	昏睡	昏迷		
7	面容	良好	无血色	甲亢	水肿	面具	病危	
8	营养	良好	中等	不良				
9	视力	正常	不良	失明				
10	听力	正常	不良	失聪				
11	语言	正常	不清	失语				
12	体位	自主	仰卧位	俯卧位	侧卧位	坐位	变换位	
13	姿势	自主	弯背	捧腹				
14	步态	正常	蹒跚	醉酒	慌张	跨域	失调	
15	皮肤	正常	脱屑	抓痕	皮疹	水肿	紫癜	压疮
16	四肢	正常	偏瘫	全瘫	截瘫	震颤	强直	骨折
17	体味	正常	酒味	烂苹果味	尿味			
备注及其他：								
主任签字　　　年　月　日				家属签字　　　年　月　日				

3. 家庭成员及社会关系基本信息表

家庭成员及社会关系基本信息表用于了解并掌握老年人的社会关系，如老年人在院期间有突发紧急事件，能及时联系到家属或责任人，见表 3—4。

表3—4　老年人家庭成员及社会关系基本信息表

姓名	关系	年龄	学历	职业	单位	联系电话	收入来源（务农/外出打工/公司职员/公务员/个体经营户/其他）

4. 老年人阅历情况评估表

老年人阅历情况评估表用于老年人入院时护理员掌握老年人的学习工作情况，使接下来的护理工作能顺利开展，见表3—5。

表3—5　老年人阅历情况评估表

姓名：　　　　性别：　　　　年龄：　　　　房号：　　　　床号：

序号	项目	评估内容					
1	受教育程度	大学以上	大专	高中	初中	小学	无
2	职业	干部	军人	工人	农民	自由职业	无
3	婚姻	已婚	丧偶	再婚	独居		
4	个人爱好	音乐	绘画	阅读	球类	舞蹈	其他
5	子女情况	多子女	独生子女	无子女	常探视	不常探视	
6	经济状况	良好	一般	困难			
7	家庭氛围	融洽	一般	对抗			

备注及其他：

5. 老年人跌倒风险评估表

老年人跌倒风险评估表用于评估老年人的自理活动能力等，可入院时填写，见表3—6。

表 3—6　老年人跌倒风险评估表

房间号：　　　　　姓名：　　　　　性别：　　　　　年龄：

运动	权重	得分	睡眠状况	权重	得分
步态异常/假肢	3		多醒	1	
行走需要辅助设施	3		失眠	1	
行走需要旁人帮助	3		夜游症	1	
跌倒史	权重	得分	用药史	权重	得分
有跌倒史	2		新药	1	
因跌倒住院	3		心血管药物	1	
精神不稳定状态	权重	得分	降压药	1	
谵妄	3		镇静、催眠类药物	1	
痴呆	3		戒断治疗	1	
兴奋/行为异常	2		糖尿病用药	1	
意识恍惚	3		抗癫痫药	1	
自控能力	权重	得分	麻醉药	1	
大小便失禁	1		其他	1	
失禁频率增加	1		相关病史	权重	得分
保留导尿	1		神经科疾病	1	
感觉障碍	权重	得分	骨质疏松	1	
视觉受损	1		骨骼史	1	
听觉受损	1		低血压	1	
感觉性失语	1		药物/乙醇戒断	1	
其他情况	1		缺氧症	1	
			年龄 80 岁及以上	3	

最终得分：

结果评定：
（低危：1~2 分；中危：3~9 分；高危：10 分及以上）

二、护理记录的注意事项

1. 书写时保持纸面整洁、字迹端正清楚，不写错别字、不滥用简化字。

2. 记录必须及时、准确，内容具体、真实、客观，不得随意涂改。叙述要简明扼要，突出重点，使接班者能全面掌握护理对象的情况及注意事项。

3. 老年人住院后，每月要进行阶段评估，必要时根据评估情况重新修订护理计划。

4. 需要家属知情的事情，经核实后及时通知家属。

5. 老年人的评估情况和护理计划填好后，要请家属过目并签字认可。

6. 家属知情告知要及时、准确地送达，家属确认后双方签字并保留存根备查。

7. 老年人出院后所有护理记录需要存档备查。

1. 简述护理程序的步骤。
2. 老年人护理观察的内容有哪些？
3. 与老年人沟通应注意些什么？
4. 护理记录有何意义？

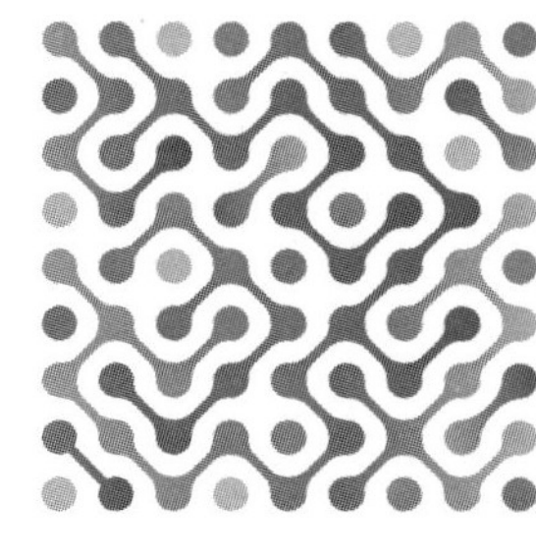

第4章

养老护理安全与防护

第1节　护理安全概述

学习单元1　护理安全的概念与意义

了解护理安全的概念
了解护理安全的意义

一、护理安全的概念

护理安全是指护理对象在接受护理过程中，无护理并发症、差错、事故及纠纷，不发生法律和规章制度允许范围以外的心理、机体结构或功能上的损害、障碍、缺陷或死亡。护理安全是护理高质量的基础，是护理优质服务的关键。护理安全管理是指运用技术、教育、管理三大对策，采取有效措施，把安全隐患消灭在萌芽状态，把差错事故减少到最低限度，防范意外，营造安全、高效的护理环境，确保护理对象的人身安全。

二、护理安全的意义

安全是人的基本需求，安全对人类来说极为重要。美国著名学者马斯洛将人的需求分为五个层次，排列为生理需求、安全需求、爱与归属的需求、尊重的需求和自我实现的需求，这就是说人类在求得生存的基础上，接下来的就是谋求安全的需要，可见“安全”对人类来说是何等重要。安全就是没有危险，不受威胁，不出事故。随着社会的发展，老年人及其家属的自我保护意识、法制意识等逐渐提高，护理安全问题已经成为护理管理工作中非常重要的一项工作。对养老机构来说，护理安全管理是护理工作的重点，是提高护理管理水平的关键，是反映护理质量高低的重要标志。注重安全管理，不仅要确保单个护理工作流程点上的安全，更要保证整个护理工作流程的持续安全，同时认真地从每一个细节做起，确保细节的安全，最后才能确保整个护理工作流程点的持续安全。要让持续安全的理念深入每个护理员的心中，贯彻于每一项日常护理操作中，只有这样才能减少老年人在养老机构中不安全事件的发生。因此，养老机构提升护理安全水平的目的在于：提高家属的满意度，减少医疗、照护纠纷，提升养老护理服务质量。

学习单元 2　老年人护理安全的影响因素与基本原则

了解老年人护理安全的影响因素
掌握老年人护理安全的基本原则

一、老年人护理安全的影响因素

1. 养老护理员的自身因素

（1）养老护理员的素质。包括政治思想素质、职业道德素质、业务素质等。当这些素质不能满足护理职业的需求时，如养老护理员年龄大、文化程度低或岗位责任意识淡薄，工作懈怠，不遵守工作制度，不按操作流程办事等，就有可能造成在言语交流上、服务技能上、服务行为上的不当，给老年人的身心造成不良后果。

（2）养老护理员的护理专业技术。养老护理员业务知识欠缺、技术水平低或违反操作规程、护理经验不足以及应急处置能力低下等都会对老年人的安全构成威胁。

（3）养老护理员的工作责任心。体现在工作作风粗疏，工作不细致、不到位，对工作缺乏主动性，对潜在危险缺少预见性，会导致安全事故的发生，如意识障碍的老年人发生坠床或长期卧床的老年人发生压疮等。

（4）与老年人沟通不畅。养老护理员服务意识淡漠，没有“以老人为本”的理念，不善于与老年人、家属沟通，或缺乏沟通技巧，只为完成工作而工作，不顾及老年人的感受，也会对老年人的安全构成威胁。

2. 环境因素

（1）养老机构的基础设施、物品配备和布局不当也是潜在的不安全因素，如由于地面过滑、床旁无护栏、光线不足、走廊无扶手等造成跌伤。

（2）环境污染所致的不安全因素，常见于消毒隔离不严格导致的院内交叉感染等。

（3）养老机构所在区域的治安问题，如防火、防盗、防止犯罪活动等的防治。

（4）社会环境，如老年人的经济状况、家庭及社会对患者的关心度等对患者情绪的影响。

3. 管理因素

（1）安全意识不强。法律意识强化培训欠缺造成养老护理员法律意识淡薄、安全防范意识不强，致使意识不到存在的安全隐患或发现不了潜在的安全隐患。

（2）制度、规程落实不到位。制度一般指要求大家共同遵守的办事规程或行动准则。如有制度、有规程，但落实不到位，使制定的制度起不到约束行为的作用，成了一纸空文，则差错的出现是必然的。

（3）对专业理论、技术训练重视不够。过硬的专业理论和技术是保证为老年人提供优质护理的前提。随着社会的发展和生活水平的提高，人们对护理服务的要求也随之提高，新的护理服务理论和技能的推出要求养老护理员不断更新知识，提高技能，若守着旧知识或满足于现状，缺少不断学习和提高知识技能的意识，即使提供了服务，也得不到老年人、家属和社会的认可。

（4）管理不力、要求不严、检查不够。管理者的检查考核是确保护理制度有效落实的前提，也是发现问题、纠正问题、持续改进的重要举措。管理者一旦放松管理，或任凭养老护理员随意操作，或即使发现了问题也不指出，听之任之、一团和气，则老年人不安全的事件将会随之而来。

（5）养老护理员数量配备不足。在社会福利事业不断发展的今天，老年人、家属、社会对社会福利护理专业人员的工作要求越来越高，如人员配备不足，会造成养老护理员超负荷工作，身心处于疲劳状态，影响安全护理。

4. 老年人自身因素

（1）生理功能的减退。随着年龄的增长，老年人会因生理上的老化，机体储备力降低、代偿能力差，对外界环境的适应能力及抗病能力下降，易发生多种疾病和意外事件。如视、听力功能的改变而出现视力低下，不同程度的听力障碍；温觉的改变，导致对温度的敏感性下降；各系统功能的生理性下降，导致易患呼吸道感染、吞咽困难或易呛咳、排泄不畅、肌肉动作反应迟钝、平稳功能差等。

（2）病理性老化。在生理性老化的基础上，因长期的生活习惯、动脉硬化等因素而导致躯体多种慢性疾病的发生，如高血压、冠心病、糖尿病、慢性支气管炎等。

（3）心理变化。老年人的孤独不安、多疑、失落空虚、沟通障碍易导致老年人出现焦虑、恐惧、怀疑他人等症状，同时不服老的心态易导致老年人感觉什么事都能自己做，造成损伤、跌倒等意外事件的发生。

（4）老年人的消极态度。受长期慢性疾病的折磨及因沟通的障碍导致与世隔绝，或因突发的疾病在心理上承受不了，都会导致老年人的消极举动。轻者出现消极的言语，严重者导致消极的行动，如自残、自杀等。

（5）对疾病缺乏正确的认识。如患者缺乏医疗常识，对自身疾病认识不充分，不配合治疗与护理，不按医嘱服药、控制饮食、戒烟戒酒、定期复查等。

5. 药物因素

因患有不同的躯体慢性疾病，如高血压、糖尿病、冠心病、失眠等，以致长期服用降压药，降血糖药，抗心律失常药及镇静、催眠类药物，对老年人机体功能以及行动能力造成影响。

二、老年人护理安全的基本原则

1. 预防为主原则

养老护理服务的宗旨是为老年人提供安全、舒适的护理服务，安全舒适的前提是做好预防工作。进行护理安全管理不是处理已发生的意外或事故，而是对易发生意外的相关因素采取预防措施。在护理管理活动中，要明确责任、落实制度、经常检查，及时发现不安全因素，要以预防为主，消除安全隐患，保证老年人、养老护理员的安全。

2. 双管齐下原则

双管齐下就是管护理服务的同时管护理安全。养老护理管理者要明确自己的业务管辖范围及管理责任，安排工作时除考虑完成交办的工作外，更要考虑老年人的安全；养老护理员应明确各自承担的责任，在掌握护理工作制度及各护理操作流程要求的基础上按制度和规程办事，在提供服务期间时时、处处、事事以老年人的安全为出发点，将安全贯彻于每一个操作环节。

3. 安全动态管理原则

安全动态管理体现在全员参与、全过程落实、全方位开展、全天候实施几个方面。缺乏养老护理员的全员参与，就不会有良好的护理管理效果；只抓住护理过程的某一事、某一点，全面的护理安全就不能确保；只片面地考虑护理流程，缺乏考虑老年人的个体差异，护理安全就不全面；只注重白天老年人的日常照料需求，缺乏夜间的巡视观察，护理安全就不能确保。安全管理是一种动态变化的管理，在管理过程中营造集体责任文化，使护理安全管理不断上升到新的高度。

4. 安全管理重在控制原则

护理服务是一个动态的过程，每个过程都需要护理管理者和养老护理员齐心协力去完成，对服务中可能不安全的人、物、环境等因素进行检查并控制，是确保护理安全的基础。要不断总结管理经验及有效的监控方法，努力将造成意外事故的苗头控制在萌芽状态。

第 2 节 护理安全防护

学习单元 1 护理与护理安全

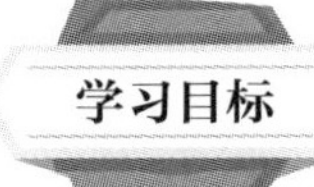

熟悉护理管理的制度与安全
掌握养老护理操作的规范与安全
熟悉老年人护理环境的布置与安全

一、护理管理的制度与安全

护理规章制度的有效执行是提升护理安全、提高护理质量的先决条件。制度的落实不力或不到位影响着护理安全，会导致护理差错或意外事件的发生。养老护理员是为老年人提供日常生活照料的主要实施者，应有效落实护理制度，树立护理安全服务意识，控制各类意外事件发生，确保老年人安全。

1. 建立完善的护理制度，优化护理流程，提高执行率

（1）建立完善的护理制度。建立完善的护理制度可使护理工作有章可循、行为有据可依，规范员工的行为方式，关系到护理工作流程是否通畅，工作能否出色完成，也是保障护理安全的重要基础。因此，必须重视制度建设。

（2）建立统一、规范的操作流程。建立统一、规范的操作流程将有助于养老机构护理员避免出现随意操作、按经验操作等不良习惯。规范的流程可让护理员通过流程链就知道自己该做什么以及怎么做，从而保障护理安全。

（3）优化护理流程。护理流程的不断优化将有助于护理质量的提升，有助于满足老年人及其家属的合理需求，更有助于提高工作效率和护理安全，有利于社会福利事业的发展。

2. 建立护理质量控制体系

（1）确保护理制度落实。组建以护理管理者为主要成员的护理质量监控小组，定期实施护理质量检查，以确保制度的落实及正确执行率。在养老机构，根据护理工作中的高风险环节、时段和人群，实施针对性的护理质量管理，能有效提高老年人对服务的满意度。

（2）持续改进，不断提高。PDCA 循环又称为“戴明环”，它是全面质量管理应遵循的科学程序。PDCA 包括四个过程，即：P（Plan）——计划，D（Do）——执行，C（Check）——检查，A（Action）——行动。其含义是：对总结检查的结果进行处理，成功的经验加以肯定并适当推广、标准化；对失败的教训加以总结，未解决的问题放到下一个 PDCA 循环。以上四个过程不是运行一次就结束，而是周而复始地运行，一个循环完了，解决一些问题，未解决的问题进入下一个循环，呈阶梯式上升、周而复始运行。有人将 PCDA 循环称为质量管理的基本方法。

3. 提升护理员的执行力

（1）熟悉业务，以身作则，有效执行。护理管理者既是执行者又是领导者，应提升各自的执行意识和技能，在掌握护理制度、护理规程的基础上带头按制度、规程办事。

（2）开展培训，提升技能。加强护理员的职业道德教育和岗位技能培训，营造和谐的团队协作精神和好学的氛围，激发护理员的创新热情和工作能动性，以确保各项工作的有效执行，确保护理安全。

4. 强化责任感与有效沟通

（1）增强护理员的责任意识。要让护理员成为养老机构成长和发展的正能量，就必须加强对护理员价值观、责任心的培育，强化护理员的责任意识，有效落实各项护理制度和流程的意识，提高护理安全的意识。

（2）提高沟通技巧，重视有效沟通。有效沟通是提高制度执行力的前提。沟通对象有：护理管理者与上级领导、护理员间的沟通，护理员之间的沟通，护理员与老年人或家属间的沟通等。沟通方式可采用护理晨会、护理交接班、护理查房、业务培训、座谈会、网络平台等渠道。通过沟通，可增强员工间的信任与合作，保证护理制度的执行。

二、养老护理操作的规范与安全

规范的护理操作是保证护理安全的有效手段，也是评价护理员专业技术能力的依据。在护理工作中应规范护理服务行为，强化质量意识，最大限度降低护理差错的发生。

1. 完善制度、规范流程，确保老年人安全

规范、统一的护理操作标准，可提升护理质量，减少护理差错。因此，要求所制定的护理制度应具有科学性和可操作性。

2. 规范护理行为，保障护理安全

规范的护理行为是保障老年人安全的前提。护理员要认真学习各项护理制度，严格按照流程规范操作，认真处理重点环节，确保护理安全。应实施班班交接，特别是重点老年人应实施床边交接，在重点时段应增加人员看护，新进护理员需要有带教老师指教。

3. 规范文书记录，保证护理安全

护理文件是医疗文件的重要组成部分，是医疗事故处理中的重要文件，是对老年人护理过程中的真实记录，并在临床护理、护理科研、护理教学、护理行政管理中有重要价值。因此，要求养老护理员在加强巡视、掌握老年人情况的基础上如实、客观地做好记录，为有效规避风险提供依据。

4. 提高护理风险意识，保障护理安全

风险管理以积极进取的态度界定、识别、评估和区分风险的严重度，以减少风险带来的负面影响。随着《医疗事故处理条例》的颁布实施，护理员面临的责任和风险逐渐增多，因此，护理管理者应将风险管理应用于护理管理中，有效地规避护理风险，防范和减少护理纠纷。养老护理员应增强法律意识和自我保护意识，对易发生护理风险的时段进行及时监控，防止发生意外，如护理交接班前后时段、老年人调换床位、老年人接送等是高危时段，应时刻关注这些潜在的不安全因素，确保老年人的安全。

三、老年人护理环境的布置与安全

1. 居室的设计

居室设计的基本要求是安静，整洁，色彩和谐。

（1）老年人居住的房间最好选择朝南能够照射到阳光的居室。

（2）室内家具应简单，摆放有序、安全，室内物品摆放定位，以防绊倒老年人。

(3) 床位高度应适宜，床宽宜 1 m 左右，且床与床间距应宽敞，防止坠床、跌伤的发生。

(4) 居室光线应柔和、适中，适应老年人视力下降的需要，对部分畏光者，因强光的刺激会引起不适，应适当处理。

(5) 居室温、湿度应适宜，冬季以 18～22℃ 为宜，夏季以 28～30℃ 为宜，保证室内空气清新并适时通风。

(6) 居室地面应平整、清洁、干燥并且防滑。

2. 卫生间的设计

(1) 卫生间应靠近老年人居室，门口地面不应有门槛。

(2) 坐便器高度应适宜，一般以 0.4 m 高为宜。

(3) 坐便器旁应安装扶手，方便老年人起身与蹲下。

(4) 卫生间地面应平整、防滑。

3. 阳台的设计

(1) 阳台与居室地面相连处不应有门槛或高度差。

(2) 阳台内宜设置扶手，方便老年人扶持。

(3) 阳台栏杆高度不得低于 1.5 m。

(4) 阳台地面应平整、防滑。

4. 呼叫器的设置

居室、卫生间、浴室要设有呼叫器，并连接护理室。

学习单元 2　老年人的安全护理

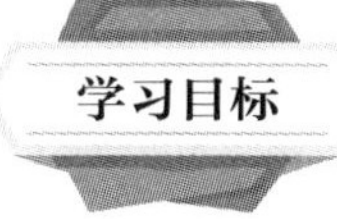

掌握老年人常见的安全问题
掌握老年人常见安全问题的预防措施

一、老年人常见的安全问题

老年人常见的安全问题有跌倒、坠床、走失、噎食和烫伤等，养老护理员应掌握相关知识，以预防和应对以上安全问题。

1. 跌倒

老年人跌倒的发生率随年龄的增长而增高。资料统计显示，65 岁以上老年人每年跌倒 1 次的占 30%，跌倒 2 次的占 15%。世界卫生组织认为，跌倒是老年人慢性致残的第三大原因。常见原因有：

（1）大脑反应迟缓。老年人视力下降、感知能力减弱、识别高低的能力变差、大脑中枢对信息接收的过程减慢，导致老年人对险情不能及时发现，发现后在回转动作的复杂过程中失去平衡，容易跌倒。

（2）姿势控制力降低。衰老使脑细胞减少，神经系统功能降低，造成生理性的姿势控制能力降低，同时患有中枢神经系统疾病也可引起病理性姿势控制能力减弱，使姿势倾斜度增加，容易跌倒。

（3）肢体协调减弱。老年人关节活动不灵活，肌肉力量减弱，行走时骨盆必须侧向支撑体重的那条腿，才能腾出另一条腿向前行走，当腿移动太慢，脚不能抬高，则易发生跌倒。

（4）心脑血管病变。老年人因脑血栓、脑出血后遗症、小脑萎缩或帕金森病等，导致肢体活动不灵活，共济失调，稍有不慎则发生跌倒。老年人血管运动中枢的调节功能没有年轻人灵敏，突然站立时，发生直立性低血压引起头晕，也是容易跌倒的因素。

（5）药物因素。老年人因为睡眠不良或心理障碍，长期服用安眠药或镇静剂，这些药有损害精神运动性功能的副作用，使老年人站立或行走不稳，容易跌倒。

（6）环境因素。居室、浴室、卫生间的布局和配备不合理，或老年人对环境不适应，也是造成老年人跌倒的危险因素。

2. 坠床

坠床是造成老年人外伤和骨折的原因之一。常见的坠床原因有：

（1）意识障碍的老年人因为躁动不安，在自主或不自主的活动中坠床。

（2）在护理过程中，因翻身不当造成老年人坠床。

3. 走失

随着老年性痴呆等疾病患病率的升高，老年人走失的现象频发。常见原因有：

(1) 能活动的老年性痴呆患者因为智能和判断力减退而走失。

(2) 老年人与家庭成员或护理员发生矛盾，赌气离家或离院出走。

4. 噎食

噎食是老年人猝死的常见原因之一。老年人噎食的常见原因有：

(1) 老化引起神经反射活动衰退、咀嚼功能不良、消化功能降低、唾液分泌减少，导致吞咽障碍而噎食。

(2) 脑血管病变使老年人的吞咽肌群互不协调，造成吞咽动作不协调而噎食。

(3) 进餐时情绪激动，引起食管痉挛而噎食。

(4) 进食大块食物，尤其是肉类或汤圆，未嚼碎就吞咽而噎食。

(5) 进餐过快引起噎食。

5. 烫伤

老年人在生活中容易发生烫伤。常见原因如下：

(1) 为老年人用热水袋或热宝取暖时，长时间放置于一个部位，使局部慢性受热，造成烫伤。

(2) 为老年人泡脚时，泡脚水过热导致脚烫伤。

(3) 为老年人沐浴时，洗澡水过热造成老年人皮肤烫伤。

(4) 老年人拿暖水瓶取水，因活动不灵或臂力不足，将热水洒在身上，造成烫伤。

(5) 老年人打翻热水或热饭，造成烫伤。

(6) 在为老年人拔罐或艾灸时，因操作不当造成烫伤。

(7) 老年糖尿病患者由于皮肤老化、变薄、脆性增大、感觉迟钝等原因，容易发生烫伤。

二、老年人常见安全问题预防措施

1. 跌倒的预防

(1) 衣着合适。老年人穿的衣、裤、鞋不宜过长、过大。老年人的裤腿不能太长，太长会影响行走；老年人尽量不穿拖鞋，应穿合脚的布鞋或者鞋底带有花纹的防滑鞋；老年人应坐着穿脱鞋子、袜子和裤子。

（2）环境适宜。老年人的住所应尽量减少台阶、门槛；家具陈设应实用、简单，尽量靠墙放，不轻易改变位置；老年人经常活动的地方保持明亮，不堆放杂物；老年人的日常用品应放在随手能拿到的地方；老年人经过的地面应保持干燥；老年人用的卫生间应装坐便器和扶手；用淋浴洗澡，应让老年人坐在防滑落的椅子上进行；用澡盆洗澡，澡盆不宜过高，盆口离地不应超过 50 cm，盆底要放置胶垫；平时注意帮助老年人熟悉环境，加深对环境方位、布局和设施的记忆。

（3）行走训练。平时训练老年人在行动前先坐稳，再站稳，然后再起步行走。

（4）陪伴活动。对关节不灵，反应迟钝，有直立性低血压，或服用催眠、镇静类药物，进行降压治疗的老年人，应叮嘱其夜间尽量不去厕所。如果夜尿较频，护理员应提前将排便所需物品放在老年人床边，以方便老年人使用。必须下床或上厕所的老年人一定要有人陪伴。小碎步态老年人行走时，必须有人搀扶或提供助行器。

2. 坠床的预防

（1）加强防范。给意识障碍老年人的床加床挡，或者在床旁用椅子挡护，对翻身幅度较大的老年人，必要时在两侧床挡上拴保险带预防坠床。

（2）加强巡视。老年人睡眠时，也要经常巡视，及时挡护，必要时为老年人向床内侧翻身，防止老年人坠床摔伤。

（3）加强协作。对体重较大、身材较高的老年人进行翻身或转移护理时，最好两人协作完成。

3. 走失的预防

（1）护理员不仅要让老年人生活无忧，而且要让老年人精神愉快，平时多向老年人嘘寒问暖，与他们谈心，让老年人感到温暖。

（2）为老年人制作一张身份卡，写上老年人姓名、住址、联系电话，缝在老年人的外套上。或者戴上有身份信息的防走失腕带，如图 4—1 所示。

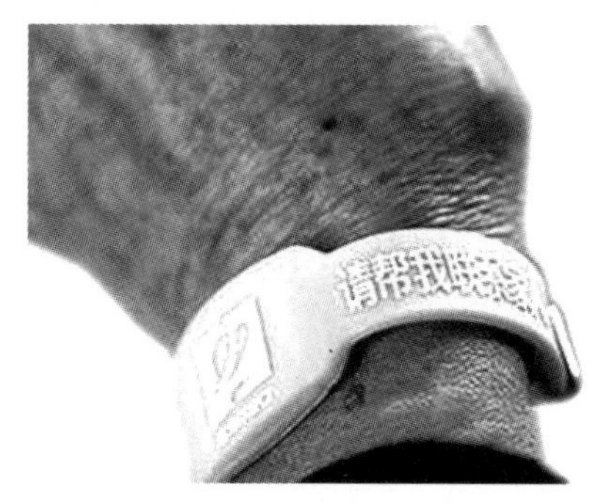

● 图 4—1　防走失腕带

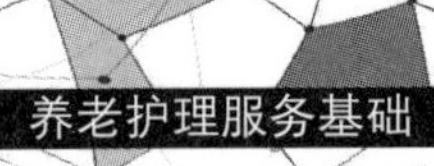

（3）保留老年人最近照片，万一发现老年人走失，立即组织寻找或报警。

4. 噎食的预防

（1）体位合适。老年人进餐时尽量采取坐位或半卧位，以避免胃部受到压迫，使食物由食管顺畅地进入胃内。

（2）心情平静。进餐时，提前进行心理疏导，使老年人不忧虑、不急躁，保持心情舒畅、注意力集中。

（3）食物软烂。老年人的食物宜少而精，软而烂。避免进食生、冷、粗、硬的食物。对易呛的老年人，应把食物加工成糊状进行喂食。

（4）细嚼慢咽。老年人用餐时，不要催促，要让老年人细嚼慢咽。肉类、馒头等食品要分割成小块，让老年人慢慢进食，进食时每口食物不宜过多。

（5）适当饮水。为老年人准备水或汤，在进餐过程中，不时地给老年人喂一口，以缓解老年人因唾液分泌不足而发生咀嚼困难或吞咽困难。

5. 烫伤的预防

（1）使用热水袋时，盛水应不多于 3/4 的分量，排气后拧紧塞子，检查热水袋无漏及无破裂，并加上袋套，方可使用，使用过程中要加强巡视。

（2）为老年人泡脚，泡脚水维持在 45℃左右即可。

（3）为老年人沐浴时，要先放冷水，再加热水调节水温，即使有水温加热调节装置，也要让热水先充分流出，测试水温在 45℃左右后再冲洗老年人身体。

（4）对活动不灵活或臂力不足的老年人，身旁禁忌放置热水瓶，所用开水由护理员定时帮助解决。

（5）在老年人面前摆放开水或饭菜，温度保持在 45℃左右。护理员打开水或端热饭菜时要避开老年人。

（6）严格控制糖尿病老年人的取暖和用水温度。

学习单元 3　养老护理安全意外事故的处置

熟悉意外事故的处置原则
掌握意外事故的处置程序及注意事项

一、意外事故的处置原则

养老机构的老年人一旦发生意外事故，应进行迅速、果断的处置。处置原则有快速反应原则、依法处置原则、协同应对原则、及时处理原则、吸取教训原则。

1. 快速反应原则

意外事故快速反应原则，是指处置突发事件应当快速反应，措施果断，迅速控制局面，有效保护老年人安全。要求养老护理员具有果断处置的能力。

2. 依法处置原则

处置老年人的突发事件，必须以法律和法规为依据。要求养老护理员有法律意识，遵纪守法。

3. 协同应对原则

处置突发事件时，部门联运、协调配合、处置有序是基本准则。要求养老护理员树立团队协作精神，及时沟通。

4. 及时处理原则

意外事故一旦发生，就必须快速反应，早介入、早决策、早平息、早疏导。要讲究实效，速战速决，切忌拖拉不理和听凭事态进一步扩大。要求养老护理员反应敏捷，有敏锐的观察力，及时发现和消除潜在的危险因素。

5. 吸取教训原则

针对各类突发事件，应进行分析和研究，找出发生的原因，从中吸取教训。要求养老护理员具有善于总结经验和发现问题的能力。

二、意外事故的处置程序

1. 老年人发生意外伤害事故时

知情养老护理员应立即了解老年人致伤情况，并及时通知其他医护人员，协同实施救治，严重时迅速拨打“120”急救电话，同时上报部门领导，向分管领导汇报并记录。

2. 老年人发生跌倒时

当班护理员应对跌倒的老年人实施制动，并立即了解老年人受伤情况，同时通知其他医护人员，安抚老年人，配合医护人员实施救治，根据医嘱协助救治，必要时迅速拨打“120”急救电话，立即上报部门领导，向分管领导报告并记录。

3. 老年人发生烫伤时

当班护理员应立即去除包裹在烫伤部位的衣物，了解老年人烫伤情况，同时通知其他医护人员，配合医护人员实施救治，严重时迅速拨打“120”急救电话，立即上报部门领导，向分管领导报告并记录。

4. 老年人发生噎食时

当班护理员应立即就地抢救（刺激咽喉部，使食物呕出），同时呼叫其他医护人员协同抢救，立即上报部门领导，向分管领导报告并记录。

三、意外事故处置的注意事项

1. 迅速处置，及时告知

老年人突然发生意外事故时，要求护理员迅速处置，并及时告知其他医护人员，协同实施抢救，减轻老年人的受伤程度。如吞咽困难的老年人进食时出现面部青紫的现象，处置方法是迅速从老年人口中掏取异物，尽可能保持老年人的呼吸道通畅。

2. 冷静稳重，操作熟练

处置意外事故时，应沉着冷静，切忌操之过急、混乱无序。处置期间应操作熟练，应对自如，按应急处置流程及救治原则稳妥处理。如二级护理的老年人进入浴室洗澡后，在穿衣服时不慎跌倒，在处置中第一时间应询问老年人的情况，不急于扶起跌倒的老年人；对存在呼吸困难的老年人应以保持呼吸道通畅为首要原则，保护老年人的生命。

3. 及时记录，保存完整

在协同医护人员完成抢救工作后，护理员应及时做好护理记录。记录应客观、准确，并妥善保管，避免出现涂改、伪造、销毁。

4. 加强培训，提高技能

意外事故发生后，应及时寻找其发生的原因，同时也应及时收集、分析护理员在应急处置过程中出现的技能不熟练等问题，组织护理员进行护理技能培训，提高应急处置能力。

学习单元 4　养老护理的职业防护

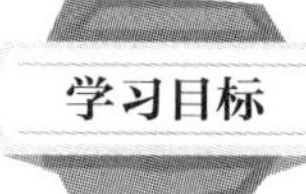

学习目标

了解职业损伤及职业防护的概念和意义
熟悉养老护理职业危害发生的因素
掌握养老护理职业的防护措施

知识要求

一、职业损伤及职业防护的概念和意义

职业损伤是指由于职业有害因素引起的各种损伤，轻则影响健康，重则会造成严重损害，甚至导致严重的伤残或死亡。职业防护是指职业损伤因素可能对机体造成的各种伤害，采取多种适宜的措施避免其发生，或将损伤降到最低。

随着社会的进步，护理职业安全已成为养老护理员日益关注的话题。养老护理员是老年人的密切接触者，其日常生活照料都由护理员来实施，特别是对于患病老年人或处于临终状态的老年人，养老护理员会不可避免地接触老年人的分泌物、排泄物等，因而受感染的概率也较大。所以，提高养老护理员对职业危害的认知能力，提高自身的防护意识，将防护措施落到实处，才能更好地服务于老年人，造福于老年人。

养老护理员自身防护的重要性。养老护理员工作琐碎、繁杂，涉及面广，职业危害因素存在于日常护理工作中，如直接接触老年人的体液、分泌物、排泄物等。另外，护理工作还会接触挥发性的化学消毒剂、紫外线、利器、电器设备等，均可能导致养老护理员受到危害。随着社会福利事业的飞速发展，护理员的职业危害也在逐渐被关注。为降低职业危害，最大限度保障养老护理的自身健康，养老护理员应通过培训学习，了解掌握相应知识，以便在护理实际工作中加强自身防护。

二、养老护理职业危害的发生因素

1. 物理性因素

物理性因素包括机械性损伤、温度性损伤、针刺伤、噪声等。养老护理工作体力劳动较多，强度较大，工作中容易发生扭伤、撞伤、跌倒等，搬运老年人可引起养老护理员脊柱、关节的损伤。在工作中高温和低温均可造成身体损伤，如使用热水袋提供热疗术时可造成烫伤。

2. 化学性因素

养老护理员经常会接触到化学消毒剂，导致不同程度的职业损伤，如含氯消毒剂可对皮肤造成轻度损害，强烈的气味会刺激呼吸道，还会引起流泪、视物不清、皮炎等。

3. 生物性因素

养老护理员工作的环境中某些生物或其产生的生物活性物质，可作为疾病的致病因素或传播途径，危害护理员的健康，同时也是院内感染的主要原因之一。生物性因素造成的疾病包括各种呼吸道传播疾病、消化道传播疾病、皮肤接触传播疾病等。

4. 心理社会因素

随着健康观念的改变，对护理员工作质量的要求越来越高，护理员工作繁重而琐碎，思想压力大，容易产生焦虑、失眠、烦躁等症状。大多数护理员都是女性，女性的特殊生理期，如经期、孕期、哺乳期等，容易产生疲惫心理。另外，某些老年人或家属对护理员工作有偏见，护理员不被尊重，这些都会影响护理员的精神状态和生活态度，进而影响心理健康。

三、养老护理职业的防护措施

1. 加强护理风险管理，严格执行护理制度。养老机构要制定防护制度，提供安全的防护用品和设备，并定期对护理员进行职业防护知识培训。

2. 护理员要严格遵守操作规程，增强自我保护意识，掌握常见传染病的传播途径、隔离防护技术，减少职业危害。具体要求如下：

（1）基本防护。防护对象：在养老机构中从事护理工作的所有人员；着装要求：工作服、工作帽、医用口罩、工作鞋。凡接触患有传染病的老年人时要加穿隔离衣。

（2）标准预防

1）接触老年人血液、体液、分泌物、排泄物等时必须戴手套，操作完毕，脱去手套后应立即洗手，必要时进行手部消毒。

2）有可能发生血液、体液喷溅时，应戴防护眼镜或防护面罩，穿隔离衣或防水围裙等。

3）进行侵袭性诊疗、护理操作过程中，要保证充足的光线，尽量减少创口出血，并特别注意防止被针头、缝合针、刀片等锐器刺伤或者划伤。

4）手部皮肤发生破损，在进行有可能接触老年人血液、体液的诊疗和护理操作时必须戴双层手套。

（3）在标准预防的基础上，根据老年人疾病的主要传播途径，采取相应的隔离措施，包括接触隔离、空气隔离和飞沫隔离。

（4）严格执行卫生操作，在进行护理操作前后，接触老年人及周围环境前后，接触老年人体液、分泌物、排泄物后等情况下，要用肥皂（皂液）和流动水运用七步洗手法洗手，必要时使用速干手消毒剂，以防止交叉感染。

（5）在接触或使用化学消毒剂时，应戴手套、口罩和护目镜。操作过程中消毒液不慎溅到皮肤或眼里，应立即用生理盐水反复冲洗。

3. 发生血液传播疾病职业暴露后的应急处理

（1）用肥皂液和流动水清洗被污染的皮肤，用生理盐水冲洗皮肤黏膜。

（2）如有伤口，应当在伤口旁由近心端向远心端轻轻挤压，尽可能挤出损伤处的血液，再用肥皂液和流动水进行冲洗，禁止进行伤口的局部挤压。受伤部位的伤口冲洗后，应当用消毒液，例如，使用 75%乙醇或者 0.5%碘伏进行消毒，并包扎伤口；被暴露的黏膜应当反复用生理盐水冲洗干净。

（3）发生乙肝病毒、丙肝病毒、梅毒等血源性传播疾病的职业暴露后应注重处理和随访。

4. 护理员应加强锻炼，提高身体素质，注意劳逸结合，规律饮食。护理操作过程中应掌握节力原则，纠正不良工作姿势，避免长久站立，避免摔伤、烫伤。

5. 护理员要提高自身思想素质，加强心理知识、法律知识的学习，提高沟通能力，加强护理专业技能，为老年人提供高质量的服务。养老机构应科学合理地进行人员优化组合，指导其进行放松训练，消除心理疲惫、紧张，合理安排娱乐活动以营造舒适的工作氛围，使护理员保持积极、稳定的情绪。

1. 护理安全有哪些基本原则？
2. 如何对长期卧床的老年人进行压疮防范？
3. 护理职业防护有哪些具体措施？
4. 简述意外事故处置的程序。

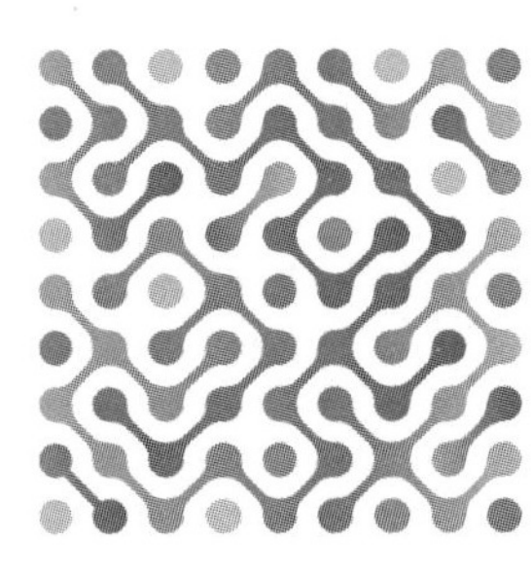

第 5 章

养老服务体系的相关政策与法律、法规

第 1 节　养老服务体系的相关政策

学习单元 1　关于养老服务体系建设的相关政策

学习目标

熟悉养老服务体系建设的相关政策

知识要求

一、概述

2012 年 3 月，全国社会养老服务体系建设工作会议提出，到 2015 年要在中国基本建立起“以居家为基础、社区为依托、机构为支撑”的社会养老服务体系。在我国人口老龄化快速发展、老年人服务需求不断增加的现实情况下，发展与经济社会发展水平相协调、与人口老龄化进程相适应的养老服务体系具有紧迫性和战略意义。

为积极应对人口老龄化，建立起与人口老龄化进程相适应、与经济社会发展水平相协调的社会养老服务体系，实现党的十七大确立的“老有所养”的战略目标和十七届五中全会提出的“优先发展社会养老服务”的要求，根据

《中华人民共和国国民经济和社会发展第十二个五年规划纲要》和《中国老龄事业发展“十二五”规划》，制定了《社会养老服务体系建设规划（2011—2015 年）》。

为积极开展应对人口老龄化行动、推动老龄事业全面协调可持续发展，健全养老体系，根据《中华人民共和国老年人权益保障法》和《中华人民共和国国民经济和社会发展第十三个五年规划纲要》，制定了《“十三五”国家老龄事业发展和养老体系建设规划》，由国务院于 2017 年 2 月印发并实施。《规划》指出：“十二五”时期我国老龄事业和养老体系建设取得长足发展。《中国老龄事业发展“十二五”规划》《社会养老服务体系建设规划（2011—2015 年）》确定的目标任务基本完成。老年人权益保障和养老服务业发展等方面的法规政策不断完善；基本养老、基本医疗保障覆盖面不断扩大，保障水平逐年提高；以居家为基础、社区为依托、机构为补充、医养相结合的养老服务体系初步形成，养老床位数量达到 672. 7 万张；老年宜居环境建设持续推进，老年人社会参与条件继续优化；老年文化、体育、教育事业快速发展，老年人精神文化生活日益丰富；老年人优待项目更加丰富、范围大幅拓宽，敬老、养老、助老社会氛围日益浓厚，老年人的获得感和幸福感明显增强。

二、要点解析

1. 社会养老服务的基本内涵

养老模式的基本类型一般可以分为家庭养老和社会养老。我国老年人的养老问题一直以来都是以个体形式的家庭养老为普遍模式，政府介入的养老服务主要是以具有选择性的老年人福利保障形式出现，由政府部门及相关事业单位主导，为存在个体家庭养老困难的老年人提供养老保障。社会养老服务是区别于传统家庭养老的一种新型养老模式，是通过以社会化为路径、以制度化为保障、以多元化为依托的发展导向，在不断完善社会养老政策指导、养老机构网络构建、养老资金多元支持、老年产品市场化提供等多方面服务保障系统的过程中，实现老年人不同层次需求的社会化满足。

2. 社会养老服务的政策意蕴

社会养老服务体系建设是我国政府面对人口老龄化压力的现实回应，是民生导向的社会建设领域的重要内容，对促进相关产业发展、健全社会保障制度、实现社会安定、促进社会和谐具有重要作用。但是，其基本的功能追求在于解决我国面临的老龄化社会中的养老压力问题，所以有效的社会养老服务体系构建应该着眼于基础性功能的实现。为此，社会养老服务的相关政策应该围绕这一体系建设为中心，强调协作趋向，建立协作网络，实现服务整合、资源整合和系统整合。

3. 推进我国社会养老服务体系建设的政策措施

由于我国社会养老服务体系已经形成，以居家为基础、社区为依托、机构为补充的基本架构开始取得较为明显的实际效果，成为适合我国目前以及今后相当长一段时期的基本养老模式。因此，在构建和完善我国社会养老服务体系的过程中，强化其基本架构有利于把握建设方向，进一步拓展实践效果。

社会养老服务体系建设是政府进行社会建设和社会管理的重要内容，关系到能否有效应对我国老龄化社会带来的挑战，是政府民生工程的重要内容。政府部门在体系构建中居于主导地位，不但要担任社会养老服务提供者的角色，还要承担组织协调的责任。同时，要广泛动员社会参与吸纳社会力量，促进市场力量进入社会养老服务体系的运行过程，多方力量互补，防止在社会养老领域出现政府失灵、市场失灵等现象，最终形成政府主导、社会参与、市场调配的多元运行机制。

国家已经出台了对社会养老服务体系建设的扶持政策，尤其是在养老产业发展上的优惠政策较为丰富，涉及养老机构建设、养老设施维护、养老机构的税费减免等多个方面。但是，社会养老体系建设的优惠政策在一些具体领域还存在诸如规定不明确、操作性不强、优惠幅度较小、针对性不强等问题，还有的政策措施刚性不够，难以在地方上得到有效落实。目前，在社会养老优惠政策落实过程中亟待解决的是土地保障、税费减免、金融信贷、财政投入、分工机制等问题，特别是要明确对非营利性民办养老机构的省、市级政府补贴政策，以推动社会养老行业的发展。

政府财政投入不足是影响当前社会养老服务体系建设的重要因素。保障社会养老服务体系建设的资金投入，关键在于建立以财政投入为主、福利彩票公益金和社会慈善资金为辅的养老服务体系资金保障机制。要强化政府在

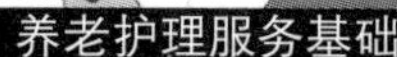

发展养老服务过程中的主导地位，建立公共财政投入机制，将养老服务体系建设所需资金纳入预算。同时，采取有效措施，鼓励和引导企业、公益慈善组织及其他社会力量资助、兴办养老机构或设施，积极吸引外商投资养老服务业。

学习单元 2　关于养老服务业发展的相关政策

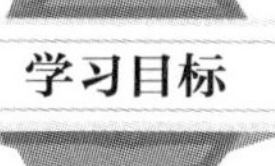

学习目标

熟悉养老服务业发展的相关政策
了解养老服务业发展的必要性

知识要求

一、概述

为适应社会发展和养老服务市场中出现的强大购买力和购买需求潜力的现状，促使我国养老服务业更好地发展，政府部门开始着手进行养老服务体制改革，1985 年便对社区服务进行试点和推广工作，1987 年“面向社会，发展社区服务”方针的提出，证明该项事业发展良好。2000 年，中共中央办公厅、国务院办公厅转发《民政部关于在全国推进城市社区建设的意见》，中共中央、国务院出台《关于加强老龄工作的决定》，通过相关政策的制定、实施和完善来促进养老服务业的发展。2012 年，国务院、民政部、全国人大及相关部门出台多项养老政策，如《国家基本公共服务体系“十二五”规划》《服务业发展“十二五”规划》《社会养老服务发展监测指标体系》《支持社会养老服务体系建设规划合作协议》等，从优化投融资环境和加强监督体系方面大力推进养老服务业的市场化进程。2013 年，《国务院关于加快发展养老服务业的若干意见》中提出：通过简政放权，创新体制机制，激发社会活力，充分发挥社会力量的主要作用，健全养老服务体系，满足多样化养老服务需求，努力使养老服务业成为积极应对人口老龄化、保障和改善民生的重要举措，成为扩大内需、增加就业、促进服务业发展、推动经济转型升级的重要力量。2016

年，我国的老龄化进程开始加速，养老是民生领域最关键的一部分，养老服务业的“十三五”规划也开始启动，着重在养老产业体系建设方面。在政府政策的支持和引导下，养老服务业将得到充分地发展，并逐渐向社会化、市场化和产业化方向迈进。

二、养老服务业发展的必要性

人口老龄化既是“危”，也是“机”，促进养老服务业全面发展，是应对危机的重要举措。“危”反映在老龄人口增长、比重上升，不仅给养老保险制度持续运行带来挑战，让“未富先老，未备先老”的中国出现严峻的养老困局，而且将对经济社会发展造成人力资源约束，对创新驱动发展战略带来人才冲击；“机”则体现在如果应对得当，既有助于家庭和睦、社会和谐稳定，又可以促进就业，拉动经济增长，改善经济结构，进而缓解经济下行带来的经济社会压力。

为此，首先应认清养老服务内容的庞杂性，不能简单将其全部定性为公共服务。养老服务即为老年人提供的各种各样服务的总称。综合国内外的情况看，养老服务体系基本包括居家、社区和机构养老三种模式。三种模式下老年人需要的具体服务内容大体一致，但提供的主体有所不同，并有内部化、外部化供给之分。而外部化供给又有市场化营利方式、社会化非营利方式和公益性公共服务方式三种。具体选择哪一种方式，取决于供需双方的综合因素。其中包括受众的身体状况、家庭结构、收入水平、价格承受能力、需求偏好，以及市场化、社会化服务供给状况和政府公共服务供给水平与范围。

其次，发展养老服务业，必须立足“未富先老”的国情，坚持营利性服务产业、非营利性服务事业和保障性公共服务分类协同发展的多元思路，其中尤其应鼓励以社会企业模式发展的非营利性养老服务事业，以满足中低收入者的合理需求。

再次，养老服务业，必须坚持多元化、包容性的发展思路，即主要以市场化、营利性的服务产业方式来满足中高收入者的个性化需求。主要以社会化、非营利性服务方式来满足中低收入者可负担得起的普通养老服务需求；

以公益性公共服务方式来保障困难人群合理的基本养老服务需求。以上服务方式不仅可以通过竞争机制，迫使服务供给主体加强市场细分和定位，更好地满足更多人的养老服务需求，减轻社会对公共养老服务的需求压力，而且可以为政府通过购买服务方式，更加高效地提供公共养老服务创造更加有利的条件。

最后，养老服务业从内容上看，涉及生活照料、医疗护理、文化娱乐、精神慰藉和心理咨询等诸多方面；从性质上看，包括营利性产业、非营利性事业和保障性公共服务等多种类型。为适应养老服务业分类协同发展的内在要求与客观趋势，必须结合日趋严峻的国内外形势，切实推进全面深化改革、创新宏观管理机制，既消除发展障碍，又激发社会活力，助推养老服务业全面发展。

学习单元 3　关于养老服务业人才培养的相关政策

熟悉养老服务业人才培养的相关政策
掌握养老服务业人才培养的要点

一、概述

养老服务业人才的培养是养老服务体系建设的关键，根据工作职能的不同，可将养老服务业人才分为管理工作者与护理员两个大类。其中管理工作者主要负责机构的日常管理工作，保障养老机构的正常运营以及稳定发展；护理员则主要负责老年人的日常护理、照料等。护理员按照工作内容又可分为养老护理员、护士、医技人员，对于条件比较优越的养老机构，还配备专业心理医生、专业营养师等，从各个生活层面给予老年人关怀和照顾。

2014 年，教育部、民政部等九部门联合印发《关于加快推进养老服务业人才培养的意见》（以下简称《意见》），对养老服务人才培养的具体目标进行了细化，为落实养老服务人才培养政策提供了保障。

《意见》明确了养老服务业人才培养的工作目标，即：到 2020 年，基本建立以职业教育为主体，应用型本科和研究生教育层次相互衔接，学历教育和职业培训并重的养老服务人才培养、培训体系。培养一支数量充足、结构合理、质量较好的养老服务人才队伍，以适应和满足我国养老服务业的发展需求。

为保障养老服务业人才培养工作的顺利推进，《意见》还提出：各地有关部门和有关单位要结合实际，高度重视养老服务业人才培养工作，做好养老服务业专业建设、人才培养、科学研究、基地建设、继续教育等有关工作；积极拓宽养老服务业人才培养投入渠道，建立政府、用人单位、社会筹措等多元化的投入机制。积极鼓励社会各界参与养老服务业人才培养或对养老服务业人才培养提供捐助或其他支持；各地教育、民政、发展改革、财政、人力资源社会保障等部门要加大对养老服务业人才培养的政策支持力度，根据本地实际和养老服务业的特点，在专业建设、师资培训、招生就业、学生奖助、基地建设等方面制定并落实相应的优惠政策；建立各项目标任务落实责任制，完善意见实施监督激励机制，切实推动各项任务按时、按质量完成。各地教育部门、民政部门要建立并实施过程跟踪、执行监督、信息反馈机制和定期评估制度，对实施情况进行监督和指导。要根据反馈信息以及监督评估情况，对实施中出现的新情况、新问题及时采取有效措施；通过各级、各类媒体，广泛宣传养老服务业人才培养的重要性，积极引导社会舆论，营造全社会关心、尊重、认同和支持养老服务业人才培养的氛围，形成全社会尊重养老服务从业人员、支持养老服务业人才培养的良好环境。

二、养老服务业人才培养要点

数据显示，截至 2014 年年底，我国 60 岁以上老年人口达到 2.12 亿人，占总人口的 15%，我国老年人口不仅数量巨大，而且增长迅速，预计到 2050 年，我国的老年人口总量更将可能惊人地超过 4 亿人，占比将超过 30%。按照《全国民政人才中长期发展规划（2010—2020 年）》的目标，养老护理员的数量要从2010年的3万人发展到2020年的600万人，这是一项艰巨的任务。

面对目前我国养老服务业人才数量严重不足、整体素质不高，养老服务队伍结构不合理、招聘困难、流动性大的问题，可通过资金补助、师资支持、报考与就业鼓励、完善持证上岗制度、提高养老服务从业人员的待遇等方面促进养老服务业人才的培养。

首先，政府要把每年的部分财政收入投入到养老服务人才的培养中，以保证养老服务事业的稳定发展。具体做法包括：设立养老服务相关专业补助申请，明确申请补助条件与程序，专业设置的规模、招生数量的多少都与补助相关。按照国家要求，经过审批设有养老服务相关专业的高职院校、大学等学校都可以向国家提出专业设立补助申请，获得专业设立补助资金，为愿意开办养老服务相关专业的学校提供条件，除此之外，对于开办养老服务专业的学校购买康复医疗器械、建立校内实训室等给予资金支持。其次，人才的培养离不开优秀的师资力量，我国的养老服务专业发展刚刚起步，师资力量薄弱，这就更需要政府引进各类养老服务专业人才，鼓励吸引国外这方面的专家、学者来做报告，鼓励医院的专业医师到民办养老机构依法设立的医疗机构规范开展多点执业，对实习的养老服务专业的学生给予专业的指导，鼓励各个职业院校组织养老服务专业交流会，支持养老机构科学设置专业技术岗位，重点培养康复医师、康复治疗师、社会工作者等具有专业技术的人员。再次，建立政府出资、学校育才的良性互动机制，可以参照培养师范生的做法，支持高职院校、中等职业学校开设养老服务专业和课程，对于报考此类专业的学生减免学费，吸引学生报考养老服务专业，为我国养老事业的发展培养老年医学、康复、护理、营养、心理和社会工作等各类人才。最后，还应建立工资正常增长机制，不断提高养老服务从业人员的工资水平。

学习单元4　关于养老服务标准的相关政策

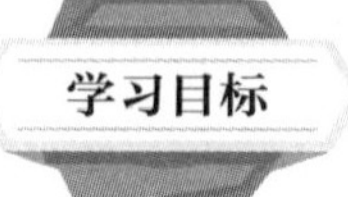

熟悉养老服务标准的相关政策

掌握养老服务业标准化的建设要点

一、概述

当今的养老服务业标准化建设程度远远不能满足养老服务业快速发展的需求，养老服务标准研制进度严重滞后，养老服务业标准化建设与养老服务业发展需求存在较大差距。为此，需要紧紧抓住民政部大力推进民政标准化建设和深化标准化工作改革的契机，围绕养老服务业标准化发展的重点问题，以标准助推养老服务业健康、快速发展，积极应对标准化事业发展的新要求、新形势。

2013年，相关部门相继出台了13个与养老服务业相关的文件，对养老服务业各个方面制定了相应标准，如：民政部《关于推进养老服务评估工作的指导意见》确定了居家养老服务需求评估、机构养老服务需求评估和补贴领取资格评估等评估标准；2013年9月国务院印发《关于加快发展养老服务业的若干意见》，并明确“省级人民政府要根据本意见要求，结合实际抓紧制定实施意见”。随后，各省市根据此《意见》并结合自身养老服务的具体情况，纷纷出台了相应的实施意见，对相应的养老服务业标准也一一做了规定和解释。

2014年，相关部门相继出台了19个文件，对养老服务业各个方面的标准和要求进行了进一步的完善和补充。如民政部等部门《关于加强养老服务标准化工作的指导意见》指出，各地积极推进实施《社会养老服务体系建设规划（2011—2015年）》和《社会管理和公共服务标准化工作“十二五”行动纲要》，在养老服务领域积极实施标准化工作，不断完善市场规范，促进了养老服务业的健康发展。但养老服务标准体系不完善、市场服务行为失范等问题仍然存在。

2015年，为建立科学合理的养老机构（指依照《养老机构设立许可办法》设立并依法办理登记的、为老年人提供集中居住和照料服务的机构）服务收费管理体制，充分调动社会资本进入养老服务领域的积极性，改善养老服务供求关系，促进养老服务业健康发展，根据《中华人民共和国老年人权益保障法》《国务院关于加快发展养老服务业的若干意见》《国务院关于创新重点领域投融资机制　鼓励社会投资的指导意见》等有关规定，就养老机构服务收费管理等问题，国家发展改革委、民政部出台了《关于规范养老机构服务收费管理　促进养老服务业健康发展的指导意见》。

2016 年，全国民政工作会议提出了加快民政工作标准化建设，推进民政事业持续健康发展的新要求，并对养老服务业标准化建设提出具体要求。为此，需要认真贯彻落实民政部和国家标准化管理委员会联合印发的《关于加快推进民政标准化工作的意见》，充分发挥标准化工作在养老服务业发展中的作用，大力推进养老服务业标准化战略。

二、养老服务业标准化的建设要点

标准化是养老服务业发展的必然趋势，是实现养老服务规范化管理的基础，也是养老服务业法治化建设的延伸和补充。只有采用标准化管理，以市场需求为导向，以老年人需求为出发点，实行养老服务质量控制，才能为老年人提供优质的服务。针对养老服务业标准化基础薄弱、养老企业标准化意识淡薄且标准化水平落后等突出问题，应在民政部等国家部委强力推动下，大力组织实施养老服务业标准化建设。

首先，建立标准化信息平台。适时建立养老服务业标准化信息服务平台，为养老服务业在标准查询、标准咨询等方面提供标准化信息服务。

其次，搭建标准化服务体系。按照国家服务业标准建设指南要求，搭建养老服务业标准化体系，完善养老服务业通用基础、服务提供、服务保障、评价与改进等标准体系，实现养老服务管理的统一、规范、有序。

再次，创建标准化示范标杆。选择一批标准化基础较好的养老服务业企业，开展标准化建设试点工作，创建养老服务业标准化示范标杆，明确养老服务业标准化模式，引领全国养老服务业标准化建设。

最后，打造标准化专业团队。打造一支由大专院校、标准化专业机构、养老服务从业人员组成的标准化专家队伍，为养老服务业提供标准化技术咨询服务。还要注重培养养老服务从业人员中的标准化专家和骨干，大力提高养老服务标准化从业人员的业务素质和管理水平，以此带动全行业标准化体系的发展。

第 2 节　养老服务体系的相关法律、法规

学习单元 1　《中华人民共和国老年人权益保障法》相关知识

了解《中华人民共和国老年人权益保障法》的概况
掌握《中华人民共和国老年人权益保障法》中的相关概念
掌握《中华人民共和国老年人权益保障法》所规定的老年人的权益及社会团体和个人需要承担的法律责任

一、概述

《中华人民共和国老年人权益保障法》（以下简称《老年人权益保障法》）是指以《中华人民共和国宪法》为依据，为了保障老年人合法权益，发展老龄事业，弘扬中华民族敬老、养老、助老的美德而制定的法律，它是我国第一部保护老年人合法权益的法律。

《老年人权益保障法》分为总则、分则、附则三部分。其中，总则明确了该法的法律地位、适用范围，各级政府、机关单位、团体、个人等对老年人的责任，并提出保障老年人合法权益是全社会的共同责任，提倡义务为老年人服务，同时，也要求老年人遵纪守法，履行法律规定的义务。分则的主要内容是对老年人的各项具体权益保护的明确要求，包含家庭赡养与扶养、社会保障、社会服务、社会优待、宜居环境、参与社会发展、法律责任七个方面的内容。附则主要规定该法的施行起始时间，并要求该法施行前设立的养老机构不符合该法规定条件的，应当限期整改。

二、相关概念解析

1. 老年人

从字面上讲，年龄达到一定岁数即步入老年，而进入老年的年龄界限往往比较模糊，会根据自身的身体机能与所在环境有所不同，按照国际规定，年龄达到65周岁或65周岁以上的人，确定为老年人。

（1）年代年龄。年代年龄是指从个体出生（离开母体）开始算起，直至死亡所经历的时间。不同国家规定的年代年龄不同，西方各国规定初老期为45~65岁，老年期为65~89岁，而90岁及其以上为老寿期。我国地处亚太地区，对年龄有自己的划分标准，各地区规定老年人为60岁及其以上，通常把60岁作为划分中年期与老年期的界线。

（2）生理年龄。生理年龄是指以个体细胞、组织、器官、系统的生理状态、生理功能以及反映这些状态和功能的生理指标确定的个体年龄，可分为四个时期：出生至19岁为生长发育期，20~39岁为成熟期，40~59岁为衰老前期。所以，生理年龄60岁以上的人被认为是老年人。

（3）心理年龄。心理年龄是指根据个体心理活动的程度来确定的个体年龄。心理年龄以意识和个性为主要测量内容。心理年龄分为3个时期：出生至19岁为未成熟期，20~59岁为成熟期，60岁以上为衰老期。心理年龄60岁以上的人被认为是老年人。心理年龄和年代年龄的含义是不一样的，也是不同步的。如年代年龄60岁的人，他的心理年龄可能只有四五十岁。

（4）社会年龄。社会年龄是指根据一个人在与其他人交往的角色作用来确定的个体年龄。也就是说一个人的社会地位越高，起的作用越大，社会年龄就越成熟。

2. 老年日

老年人是全球增长速率最快的群体，每10个人中就有1个年龄超过60岁的老年人。为了提高老年人的生活质量，使老年人能在群体中快乐、健康、长寿地生活，设立了老年日这一节日，国际上每年的老年日为10月1日；中国的老年日为每年的农历九月初九，也就是重阳节这一天。

三、老年人权益的主要内容及社会团体和个人需要承担的法律责任

1. 老年人享有的八大权利

（1）受赡养权。赡养即照顾老年父母，是指晚辈对长辈在物质和生活

上的帮助。一方面子女在经济上为父母提供生活用品等方面的费用，另一方面子女要为老年人提供精神慰藉。根据我国《老年人权益保障法》第十四条、第十五条等的规定，子女对父母尽赡养义务的内容可以概括为以下几点：

1）子女不仅在经济上要供养父母，在精神上也要安慰父母。

2）子女应当为生病的父母提供医疗费用，并且应当对生病的父母予以护理。

3）子女应该妥善安排父母的住房，不得强迫父母迁居到条件恶劣的房屋内，对父母自有的住房，子女有维修的义务。

（2）再婚自由权。老年人的婚姻自主权有明确的法律依据，《老年人权益保障法》第二十一条规定：老年人的婚姻自由受法律保护，子女或其他亲属不得干涉老年人离婚、再婚及婚后的生活。《中华人民共和国婚姻法》第三十条特别规定，子女应当尊重父母的婚姻权利，不得干涉父母再婚以及婚后的生活。

（3）住房财产权。《老年人权益保障法》第二十二条规定：老年人对自己的财产，依法享有占有、使用、收益与处分的权利，子女或者其他亲属不得干涉，不得以窃取、骗取、强行索取等方式侵犯老年人的财产权益。

老年人有依法继承父母、配偶、子女或者其他亲属遗产的权利，有接受赠予的权利。子女或者其他亲属不得侵占、抢夺、转移、隐匿或者损毁应当由老年人继承或者接受赠予的财产。老年人以遗嘱处分财产，应当依法为老年配偶保留必要的份额。

（4）继承权。老年人生前对自己的个人合法财产有立遗嘱的权利。《中华人民共和国继承法》第十六条规定：公民可以立遗嘱将个人财产指定由法定继承人的一人或者数人继承。公民可以立遗嘱将个人财产赠给国家、集体或者法定继承人以外的人。

（5）不受遗弃与虐待权

1）遗弃。指对老年人附有赡养、扶养义务的当事人一方，对老年人不履行其应尽义务的行为。

2）虐待。指经常打骂、冻饿、禁闭老年人，或强迫老年人过度劳动，有病不给治疗，或其他折磨、摧残老年人身心健康的行为。近年来，老年人维权又出现一种新鲜事：一些晚辈虽然付给老年人一定的赡养费，但是有意孤立老年人的生活环境，长期不探望老年人，使老年人处于孤独、凄凉的境地。一些老年人勇敢地拿起法律武器，要为自己争取“新”的权利。

（6）享受社会关爱权。《老年人权益保障法》第二十八条规定：国家通过基本养老保险制度，保障老年人的基本生活。第二十九条规定：国家通过基本医疗保险制度，保障老年人的基本医疗需要。享受最低生活保障的老年人和符合条件的低收入家庭中的老年人参加新型农村合作医疗和城镇居民基本医疗保险所需个人缴费部分，由政府给予补贴。第三十条规定：国家逐步开展长期护理保障工作，保障老年人的护理需求。对生活长期不能自理、经济困难的老年人，地方各级人民政府应当根据其失能程度等情况给予护理补贴。第三十一条规定：国家对经济困难的老年人给予基本生活、医疗、居住或者其他救助。老年人无劳动能力、无生活来源、无赡养人和扶养人，或者其赡养人和扶养人确无赡养能力或者扶养能力的，由地方各级人民政府依照有关规定给予救助。第三十二条规定：地方各级人民政府在实施廉租住房、公共租赁住房等住房保障制度或者进行危旧房屋改造时，应当优先照顾符合条件的老年人。第三十三条规定：国家建立和完善老年人福利制度，根据经济社会发展水平和老年人的实际需要，增加老年人的社会福利。第三十四条规定：老年人依法享有的养老金、医疗待遇和其他待遇应当得到保障，有关机构必须按时足额支付，不得克扣、拖欠或者挪用。第三十五条规定：国家鼓励慈善组织以及其他组织和个人为老年人提供物质帮助。第三十六条规定：老年人可以与集体经济组织、基层群众性自治组织、养老机构等组织或者个人签订遗赠扶养协议或者其他扶助协议。

（7）享受社会服务权。《老年人权益保障法》第三十七条规定：地方各级人民政府和有关部门应当采取措施，发展城乡社区养老服务，鼓励、扶持专业服务机构及其他组织和个人，为居家的老年人提供生活照料、紧急救援、医疗护理、精神慰藉、心理咨询等多种形式的服务。第三十八条规定：地方各级人民政府和有关部门、基层群众性自治组织，应当将养老服务设施纳入城乡社区配套设施建设规划，建立适应老年人需要的生活服务、文化体育活动、日间照料、疾病护理与康复等服务设施和网点，就近为老年人提供服务。第三十九条规定：各级人民政府应当根据经济发展水平和老年人服务需求，逐步增加对养老服务的投入。

（8）参与社会发展、享受社会优待、享有宜居环境权。《老年人权益保障法》第五十二条规定：县级以上人民政府及其有关部门根据经济社会发展情况和老年人的特殊需要，制定优待老年人的办法，逐步提高优待水平。第五十三条规定：各级人民政府和有关部门应当为老年人及时、便利地领取养老金、结算医疗费和享受其他物质帮助提供条件。第五十四条规定：各级人民政府和有关部门办理房屋权属关系变更、户口迁移等涉及老年人权益的重大事项时，应当就办理事项是否为老年人的真实意思表示进行询问，并依法优先办理。

2. 与老年人相关的社会团体及个人应当承担的法律责任

《老年人权益保障法》第七十二条规定：老年人合法权益受到侵害的，被侵害人或者其代理人有权要求有关部门处理，或者依法向人民法院提起诉讼。人民法院和有关部门，对侵犯老年人合法权益的申诉、控告和检举，应当依法及时受理，不得推诿、拖延。

第七十三条规定：不履行保护老年人合法权益职责的部门或者组织，其上级主管部门应当给予批评教育，责令改正。国家工作人员违法失职，致使老年人合法权益受到损害的，由其所在单位或者上级机关责令改正，或者依法给予处分；构成犯罪的，依法追究刑事责任。

第七十四条规定：老年人与家庭成员因赡养、扶养或者住房、财产等发生纠纷，可以申请人民调解委员会或者其他有关组织进行调解，也可以直接向人民法院提起诉讼。人民调解委员会或者其他有关组织调解前款纠纷时，应当通过说服、疏导等方式化解矛盾和纠纷；对有过错的家庭成员，应当给予批评教育。人民法院对老年人追索赡养费或者扶养费的申请，可以依法裁定先予执行。

第七十五条规定：干涉老年人婚姻自由，对老年人负有赡养义务、扶养义务而拒绝赡养、扶养，虐待老年人或者对老年人实施家庭暴力的，由有关单位给予批评教育；构成违反治安管理行为的，依法给予治安管理处罚；构成犯罪的，依法追究刑事责任。

第七十六条规定：家庭成员盗窃、诈骗、抢夺、侵占、勒索、故意损毁老年人财物，构成违反治安管理行为的，依法给予治安管理处罚；构成犯罪的，依法追究刑事责任。

第七十七条规定：侮辱、诽谤老年人，构成违反治安管理行为的，依法给予治安管理处罚；构成犯罪的，依法追究刑事责任。

第七十八条规定：未经许可设立养老机构的，由县级以上人民政府民政部门责令改正；符合法律、法规规定的养老机构条件的，依法补办相关手续；逾期达不到法定条件的，责令停办并妥善安置收住的老年人；造成损害的，依法承担民事责任。

第七十九条规定：养老机构及其工作人员侵害老年人人身和财产权益，或者未按照约定提供服务的，依法承担民事责任；有关主管部门依法给予行政处罚；构成犯罪的，依法追究刑事责任。

第八十条规定：对养老机构负有管理和监督职责的部门及其工作人员滥用职权、玩忽职守、徇私舞弊的，对直接负责的主管人员和其他直接责任人员依法给予处分；构成犯罪的，依法追究刑事责任。

第八十一条规定：不按规定履行优待老年人义务的，由有关主管部门责令改正。

第八十二条规定：涉及老年人的工程不符合国家规定的标准或者无障碍设施所有人、管理人未尽到维护和管理职责的，由有关主管部门责令改正；造成损害的，依法承担民事责任；对有关单位、个人依法给予行政处罚；构成犯罪的，依法追究刑事责任。

四、案例引导

1. 案例情境

南京首起老年人诉子女“常回家看看”案宣判。法院判决两个女儿每月到八旬老父亲家看望一次，且每人每月需要支付老父亲养老费、生活费等上千元。张某和老伴祖籍山西，共有 4 子 2 女，20 世纪 90 年代初一家人来到南京谋生，2012 年老伴因病去世。张某称，来南京近 20 年，一家人除两个女儿外，都租住在一个大杂院。以前孩子们还经常来看他，老伴去世后 4 个儿子尚且有所表示，比如二儿子经常给他钱，四儿子负责他的一日三餐。但 20 年来，两个女儿却不尽如人意，从未给过他赡养费用。于是，张某要求法院判决两个女儿支付他 20 年来的赡养费和将来的医疗费，还要两人每人每周看望他一次。

2. 案例分析

法院经过审理，对于张某要求女儿支付 20 年来的赡养费一事，认为赡养费是保障被赡养人目前及今后生活的费用，除非有协议约定，否则不存在拖欠问题，因此不予支持。但张某要求两个女儿负担赡养费和医疗费，理由充分，予以支持。对于张某要求两个女儿每人每周看望一次的请求，法院认为，因二人现居住地距离原告居住地远近不同，可由二人每月自行安排时间到原告住处看望一次。

“常回家看看”无疑是“空巢老人”对子女的希望。将“常回家看看”写入法律是一种法律层面上的道德劝化，目的是让子女更加感恩、尽孝，而并非让父母去告子女。将孝敬父母写入法律将对维护家庭关系起到较好的促进作用，并有助于回归传统道德。

学习单元 2　《中华人民共和国劳动法》相关知识

了解《中华人民共和国劳动法》的概况

熟悉《中华人民共和国劳动法》的主要内容

一、概述

为了保护劳动者的合法权益，调整劳动关系，建立和维护适应社会主义市场经济的劳动制度，促进经济发展和社会进步，根据宪法，制定了《中华人民共和国劳动法》（以下简称《劳动法》）。《劳动法》自 1994 年 7 月 5 日第八届全国人民代表大会常务委员会第八次会议通过，1995 年 1 月 1 日起施行。

二、主要内容

《劳动法》作为维护人权、体现人本关怀的一项基本法律，其内容主要包

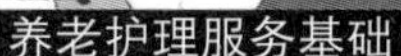

括：劳动者的主要权利和义务，劳动就业方针政策及录用职工的规定，劳动合同的订立、变更与解除程序的规定，集体合同的签订与执行办法，工作时间与休息时间制度，劳动争议制度，劳动卫生和安全技术规程等。以上内容，在有些国家是以各种单行法规的形式出现的，在有些国家是以劳动法典的形式颁布的。

1. 总则

《劳动法》的第一部分——总则指出了劳动者享有的八项权利，即：平等就业和选择职业的权利、取得劳动报酬的权利、休息休假的权利、获得劳动安全卫生保护的权利、接受职业技能培训的权利、享受社会保险和福利的权利、提请劳动争议处理的权利以及法律规定的其他劳动权利。

2. 促进就业

《劳动法》的第二部分——促进就业，规定了国家和地方政府在促进就业方面的责任，提出了平等就业的原则，保障妇女就业的权利，保护残疾人、少数民族、退伍军人的就业，禁止用人单位招用未满 16 周岁的未成年人。

3. 劳动合同和集体合同

《劳动法》的第三部分——劳动合同和集体合同，是指劳动者与用人单位确立劳动关系、明确双方权利和义务的协议，建立劳动关系应当订立劳动合同。该部分就劳动合同的订立、劳动合同无效的条件、劳动合同的形式和内容、劳动合同的期限、试用期条款、劳动合同的终止、劳动合同的解除、辞退、裁员、用人单位解除劳动合同的经济补偿等做了具体的规定。同时，还明确了集体合同的签订程序。

4. 工作时间和休息休假

《劳动法》规定劳动者有劳动的义务，也有休息的权利。国家实行劳动者每日工作时间不超过 8 小时、平均每周工作时间不超过 44 小时的工时制度。《国务院关于职工工作时间的规定》第三条规定：职工每日工作 8 小时，每周工作 40 小时。用人单位应当保证劳动者每周至少休息 1 日。劳动者连续工作 1 年以上，享受带薪休假。

5. 社会保险与福利

社会保险与福利是指国家发展社会保险事业，建立社会保险制度，设立社会保险基金，使劳动者在年老、患病、工伤、失业、生育等情况下获得帮助和补偿。劳动者在下列情形下，依法享受社会保险待遇：①退休；②患病、负伤；③因工伤残或者患职业病；④失业；⑤生育。

6. 劳动争议

用人单位与劳动者发生劳动争议，当事人可以依法申请调解、仲裁、提起诉讼，也可以协商解决。解决劳动争议，应当根据合法、公正、及时处理的原则，依法维护劳动争议当事人的合法权益。劳动争议发生后，当事人可以向本单位劳动争议调解委员会申请调解；调解不成，当事人一方要求仲裁的，可以向劳动争议仲裁委员会申请仲裁。当事人一方也可以直接向劳动争议仲裁委员会申请仲裁。对仲裁裁决不服的，可以向人民法院提起诉讼。劳动争议经调解达成协议的，当事人应当履行。

7. 监督检查

县级以上各级人民政府劳动行政部门依法对用人单位遵守劳动法律、法规的情况进行监督检查，对违反劳动法律、法规的行为有权制止，并责令改正。县级以上各级人民政府劳动行政部门监督检查人员执行公务，必须出示证件，秉公执法并遵守有关规定。任何组织和个人对违反劳动法律、法规的行为有权检举和控告。

三、案例引导

1. 案例情境

小刘托亲戚、找朋友好不容易进入一家公司，当时没有签订劳动合同。入职后干的活很杂，工作岗位不固定，每个月领的工资也不一样。一年后，他多次与公司协商签订劳动合同，想把工作岗位、内容、工资等各方面固定下来，可公司总是以“我们需要的就是一个能干杂活的人”“公司效益不固定，工资也不能固定”“如果不想干就另谋高就”等各种理由予以推托。结果，他干了一年多，合同也没签成。后来公司换了个老板，一上任就把他辞退了。

2. 案例分析

《劳动法》规定，建立劳动关系应当订立劳动合同，但未规定法律责任方面的保障条款。为此，《中华人民共和国劳动合同法》第八十二条规定：用人单位自用工之日起超过一个月不满一年未与劳动者订立书面劳动合同的，应当向劳动者每月支付两倍的工资；第十四条规定：用人单位自用工之日起满一年不与劳动者订立书面劳动合同的，视为用人单位与劳动者已订立无固定期限劳动合同。因此，依据《中华人民共和国劳动合同法》的规定，小刘的要求是合法合理的，而公司辞退他是违法的，因为公司实际上已经与他订立了无固定期限劳动合同。

学习单元3 《中华人民共和国劳动合同法》相关知识

了解《中华人民共和国劳动合同法》的概况

熟悉《中华人民共和国劳动合同法》中的相关概念

掌握《中华人民共和国劳动合同法》中劳动合同的履行与变更

一、概述

随着老龄化社会的来临，“老有所养”正成为越来越迫切的社会问题。国家“十三五”规划明确提出，要建立以居家为基础、社区为依托、机构为补充的多层次养老服务体系。作为补充的机构养老模式将被越来越多的老年人所接受，机构与居家、社区养老服务的一体化将成为必然趋势，民办民营养老机构也将成为养老机构的发展主体。养老机构为国家的养老产业做出贡献的同时，应当依法从业，规范管理。依法从业的一个重点就是依法用工，而依法用工首先就是要依据《劳动法》《中华人民共和国劳动合同法》等法律、法规，与劳动者签订劳动合同，确立双方劳动关系，明确双方的权利和义务。劳动合同应以书面形式订立，遵循平等自愿、协商一致的原则，不得违反法律、行政法规的规定。劳动合同签订以后，养老机构要按照劳动合同规定的条件履行义务。劳动合同依法订立后，养老机构和劳动者经过协商，在合同尚未履行或者尚未履行完毕之前，可以依法对劳动合同内容做部分修改，或者删减。

《中华人民共和国劳动合同法》（以下简称《劳动合同法》）是为了完善劳动合同制度，明确劳动合同双方当事人的权利和义务，保护劳动者的合法权益，构建和发展和谐稳定的劳动关系而制定的。

二、要点解析

1. 相关概念

（1）劳动合同的订立。劳动合同的订立是指劳动者和用人单位经过相互选择和平等协商，就劳动合同条款达成协议，从而确立劳动关系和明确相互的权利义务的法律行为。订立过程一般包括确定合同当事人和确定合同内容两个阶段。

（2）劳动合同的履行。劳动合同的履行是指劳动合同的双方当事人按照合同规定，履行各自应承担义务的行为。劳动合同依法订立即具有法律约束力，当事人必须履行合同规定的义务。任何第三方不得非法干预劳动合同的履行。

2. 劳动合同的履行及变更

（1）劳动合同履行的原则。履行劳动合同应遵循如下原则：

1）亲自履行原则，即由于劳动合同是具有人身属性的合同，因此没有对方当事人的同意，不能由第三人替代履行。

2）全面履行原则，即劳动合同双方当事人必须履行劳动合同所规定的各自应当履行的全部义务，且必须按照劳动合同约定的时间和方式履行合同义务。

3）协作履行原则，即基于诚实信用原则，劳动合同的双方当事人在一方履行劳动合同时，应该给予对方必要的协助，以使劳动合同约定的目的得以实现。

用人单位应当履行的义务包括：

1）用人单位与劳动者应当按照劳动合同的约定，全面履行各自的义务（《劳动合同法》第二十九条）。

2）用人单位应当按照劳动合同约定和国家规定，向劳动者及时足额支付劳动报酬。用人单位拖欠或者未足额支付劳动报酬的，劳动者可以依法向当地人民法院申请支付令，人民法院应当依法发出支付令（《劳动合同法》第三十条）。

3）用人单位应当严格执行劳动定额标准，不得强迫或者变相强迫劳动者加班。用人单位安排加班的，应当按照国家有关规定向劳动者支付加班费（《劳动合同法》第三十一条）。

劳动者应当履行的义务包括：

1）劳动者应当履行劳动合同中约定的义务。

2）劳动者拒绝用人单位管理人员违章指挥、强令冒险作业的，不视为违反劳动合同（《劳动合同法》第三十二条）。

（2）劳动合同变更的概念、原则及原因

1）劳动合同的变更是指劳动合同依法订立后，当事人双方对尚未履行或尚未完全履行的劳动合同，依照法律规定的条件和程序，对原劳动合同进行修改或增删的法律行为。在劳动合同的履行过程中，劳动合同变更行为较为普遍，如调整工作岗位、调整工资，工作地点的变动、工作内容的变动等。一般来说，这些调整变动对劳动者而言，大都是向好的方向变，如增加工资。但也有劳动合同的变更使劳动者收入、待遇等不如从前的情况，这往往会损害劳动者权益，发生劳动纠纷。

2）劳动合同的变更应遵守协商一致的原则。劳动合同的内容是用人单位和劳动者的合意，一经订立便受到法律的保护。

3）劳动合同变更的典型原因：①用人单位的变更。用人单位的生产经营方式发生变化，或者是单位内部结构的调整导致工作岗位需求变化。②劳动力价值的变更。随着时间的推移，员工的劳动力价值可能会提升，也可能会降低，那么用人单位就会根据劳动者劳动力价值的变化对其工资条款进行调整。③社会经济的波动。受通货膨胀的影响，一般说来，不给员工涨工资，就相当于给员工降了工资。

三、案例引导

1. 案例情境

江苏某公司在与员工签订劳动合同时遇到一个棘手的问题：员工甲 2010 年 1 月 1 日进厂，但公司一直没有与员工甲签订劳动合同。员工甲知道公司如果不与其签订书面劳动合同，依法需要向其支付双倍的工资，因此一直不动声色。直至 2010 年 5 月 1 日，公司对劳动合同进行了一次普查，才发现与员工甲漏签了劳动合同。公司表示要与员工甲补签劳动合同，员工甲同意补签，但是要求公司要先支付其 2010 年 1 月至 4 月的另一倍工资，否则员工甲只愿意将补签劳动合同日期定在 2010 年 5 月 1 日。

问题：该公司应当如何处理上述案件较为妥当？

2. 案例分析

针对员工甲的问题，鉴于签订劳动合同的主动权在于用人单位，且是因为用人单位的疏忽导致一直未能与员工甲签订劳动合同，因此员工甲要求公司支付未及时与其签订劳动合同期间的双倍工资是合法的。但是从本案实务操作角度考虑，公司完全可以先不支付员工甲的双倍工资，而是将劳动合同的起始日期签订至 2010 年 5 月 1 日。因为员工甲从心理上并不愿意与公司终止劳动关系，以后如果仅为 3 个月的工资去起诉公司的可能性也很小，即使员工甲离职后去起诉，公司最终也仅是支付其 3 个月的另一倍工资，并没有其他额外的处罚。将劳动合同的起始日期签订至 2010 年 5 月 1 日后，单位仍可以向该员工发出签订劳动合同通知书，让员工签收。如果发现其再次拒签劳动合同，应在 2010 年 6 月 1 日前书面通知终止与其之间的劳动关系。如果已经满一个月，也要立即书面通知终止劳动关系，但此时需要支付经济补偿金。

学习单元 4　《中华人民共和国消防法》相关知识

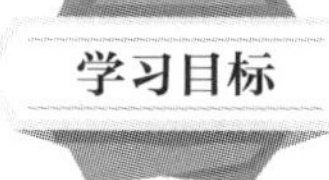

了解《中华人民共和国消防法》的概况

掌握《中华人民共和国消防法》中消防工作的任务与消防安全职责

一、概述

《中华人民共和国消防法》（以下简称《消防法》）是为了预防火灾和减

少火灾危害，加强应急救援工作，保护人身、财产安全，维护公共安全而制定的。消防工作贯彻预防为主、防消结合的方针，按照政府统一领导、部门依法监管、单位全面负责、公民积极参与的原则，实行消防安全责任制，建立健全社会化的消防工作网络。现行的《消防法》是2008年10月28日由中华人民共和国第十一届全国人民代表大会常务委员会第五次会议修订通过，并于2009年5月1日起施行的。《消防法》是维护公共安全的重要法律。《消防法》的修订和颁布实施，对加强我国消防法治建设、推进消防事业科学发展、维护公共安全、促进社会和谐具有十分重要的意义。

二、要点解析

1. 消防工作的任务与方针

（1）消防工作的任务。消防工作的任务是预防火灾和减少火灾危害，加强应急救援工作，保护人身、财产安全，维护公共安全。消防工作贯彻预防为主、防消结合的方针，按照政府统一领导、部门依法监管、单位全面负责、公民积极参与的原则，实行消防安全责任制，建立健全社会化的消防工作网络。国务院相关部门领导全国的消防工作，地方各级人民政府负责本行政区域内的消防工作。

1）总任务。《消防法》第一条提出：为了预防火灾和减少火灾危害，加强应急救援工作，保护人身、财产安全，维护公共安全，制定本法。

2）基本任务。基本任务包括：①控制、消除发生火灾、爆炸的一切不安全条件和因素；②限制、消除火灾、爆炸蔓延、扩大的条件和因素；③保证有足够的消防人员和消防设备，以便一旦发生火灾，及时扑灭，减少损失；④保证有足够的安全出口和通道，以便人员逃生和物资疏散；⑤彻底查清火灾、爆炸原因，做到“三不放过”（原因不明不放过、事故责任者以及群众未受到教育不放过、防范措施不落实不放过）。

（2）消防工作的方针。以防为主，防消结合。消防工作，包括防火与灭火两方面。防：常以防患于未然说明预防火灾的重要性。灭：组织人力物力、扑救火灾，减少已经发生火灾所造成的损失和人员伤亡。

（3）《消防法》的主要变化

1）新的消防工作原则。新《消防法》第二条规定：消防工作贯彻预防为主、防消结合的方针，按照政府统一领导、部门依法监管、单位全面负责、公民积极参与的原则，实行消防安全责任制，建立健全社会化的消防工作网络。该原则彻底否定了原《消防法》规定的“专门机关与群众相结合”的原则，根本改变了我国消防工作的格局，确立了新的消防工作责任体系。

2）新的消防工作任务。新《消防法》第一条就明确指出：为了预防火灾和减少火灾危害，加强应急救援工作，保护人身、财产安全，维护公共安全，制定本法。应急救援成为消防机构的法定职责。

2.《消防法》的重点内容

《消防法》第十六条规定：机关、团体、企业、事业等单位应当履行下列消防安全职责：

（1）落实消防安全责任制，制定本单位的消防安全制度、消防安全操作规程，制定灭火和应急疏散预案。

（2）按照国家标准、行业标准配置消防设施、器材，设置消防安全标志，并定期组织检验、维修，确保完好有效。

（3）对建筑消防设施每年至少进行一次全面检测，确保完好有效，检测记录应当完整准确，存档备查。

（4）保障疏散通道、安全出口、消防车通道畅通，保证防火防烟分区、防火间距符合消防技术标准。

（5）组织防火检查，及时消除火灾隐患。

（6）组织进行有针对性的消防演练。

（7）法律、法规规定的其他消防安全职责。

学习单元5　《养老机构设立许可办法》相关知识

了解《养老机构设立许可办法》的概况
掌握《养老机构设立许可办法》中的相关概念
掌握我国养老机构服务与管理标准的相关要求

一、概述

自 2013 年 7 月 1 日起，《养老机构设立许可办法》《养老机构管理办法》正式施行。两个办法对养老机构的设立许可、法律责任、服务内容等做出明确规定，进一步强化了民政部门养老机构行业的管理职责，全面规范了养老机构内部管理行为。《养老机构设立许可办法》规定，养老机构床位需要在 10 张以上，设立许可证书有效期为 5 年。另外，《养老机构设立许可办法》第十条还规定：外国的组织、个人独资或者与中国的组织、个人合资、合作设立养老机构的，香港、澳门、台湾地区的组织、个人以及华侨独资或者与内地（大陆）的组织、个人合资、合作设立养老机构的，由住所地省级人民政府民政部门或者其委托的设区的市级人民政府（行政公署）民政部门实施许可。《养老机构设立许可办法》同时明确规定，对于符合条件的申请者，民政部门将颁发养老机构设立许可证，不符合条件的，会书面通知申请人并说明理由。设立许可证的有效期为 5 年，有效期届满 30 日前，养老机构应当持有关证件到原许可机关申请换发许可证。未获得许可和依法登记前，养老机构不得以任何名义收取费用、收住老年人。

二、要点解析

1. 相关概念解析及立法目的

（1）养老机构的定义。养老机构是社会养老专有名词，是指为老年人提供饮食起居、清洁卫生、生活护理、健康管理和文体娱乐活动等综合性的服务机构。它可以是独立的法人机构，也可以是附属于医疗机构、企事业单位、社会团体或组织、综合性社会福利机构的一个部门或者分支机构。养老机构服务的主要对象是老年人，但某些养老机构（如农村敬老院）也接收辖区内的孤残儿童或残疾人。

（2）立法目的。为了规范养老机构设立许可，促进养老机构健康发展，根据《老年人权益保障法》和有关法律、行政法规，制定本办法。

2. 地方经验解读

《河南省社会办养老服务机构管理暂行办法》提出：社会办养老服务机构是指除政府行政部门以外依法成立的组织、法人或具有完全民事行为能力的公民举办的（含公建民营）各类为老年人提供住养、护理、康复、精神慰藉和日间照料等服务的服务机构，包括老年公寓、养老院、老年养护院、托老所、老年日间照料中心、老年人服务中心等，以及民政部门认可的其他名称的为老服务机构。

《武汉市社会办养老福利机构管理办法》提出：社会办养老福利机构是指公民、法人或者其他组织使用非财政资金投资举办的，为老年人提供住养、生活照料、康复护理、托管等养老服务的机构。社会办养老福利机构按照其登记性质分为营利性社会办养老福利机构和非营利性社会办养老福利机构。护理院、老年康复医院的设立与管理，按照医疗机构管理的有关规定执行。

三、案例引导

1. 案例情境

2000 年，某市一位七旬老人刘老太因故想进入养老机构休养，其所在地区相对落后，养老机构床位紧张，经多方努力终于入住一家离家稍近的养老机构。入住后刘老太发现该机构在管理与服务上存在很严重的问题，其本人经常处于无人照顾或缺乏照顾的状态。后经过家属深入考察，发现该机构管理混乱，机构本隶属于公司，本应该是由公司监督与指导，而该养老机构却由养老院院长负责院内的事务管理工作，同时还设有项目经理，加之公司总部的管理人员，都有直接管理养老院的行为，这样就产生了权责划分不清、事不关己高高挂起的现象。

2. 案例分析

随着我国经济社会的发展和人口老龄化的加剧，养老机构在发展过程中面临许多问题，亟须通过立法加以规范。主要表现在：一是由于缺乏法律、法规的授权，民政部门无法对擅自设立的养老机构行使行政许可权，许多养老机构长期游离于政府监管范围之外，扰乱了正常的养老市场秩序；二是部分养老机构内部管理和服务不到位，不时发生火灾、虐待老年人、意外伤害等安全事故，严重损害了老年人的合法权益；三是相当一部分投资主体对养老机构设立基本条件和管理具体要求缺乏了解，进入这个领域具有一定的盲目性，一定程度上影响了机构的长期运营和健康发展，制约了民间资本兴办养老机构的积极性。因此自2013年7月1日起，《养老机构设立许可办法》和《养老机构管理办法》正式施行。两个《办法》的出台，是贯彻落实《老年人权益保障法》的重要举措，是实现社会养老服务法制化进程的重要成果，为推动养老机构健康有序发展提供了法律保障。

学习单元6 《养老机构管理办法》相关知识

掌握《养老机构管理办法》中的相关概念及养老机构的分类

掌握我国养老机构管理的具体措施

一、概述

我国养老机构床位供需矛盾突出，如果床位门槛设置过高，很可能将一些有志于养老服务、但目前资源有限的申请人拒之门外，既不利于促进养老服务投资主体多元化，也不利于增加养老床位制度供给。

二、要点解析

1. 相关概念解析

（1）养老机构的分类。养老机构主要包括以下几类：

1）老年社会福利院。老年社会福利院是指由国家出资举办、管理的专为接待“三无”老年人安度晚年而设置的社会养老服务机构，设有生活起居、文化娱乐、康复训练和医疗保健等多项服务设施。

2）敬老院。敬老院是在农村乡镇村设置的供养“三无”老年人、“五保”老年人和接待社会上老年人安度晚年的社会养老服务机构，设有生活起居、文化娱乐、康复训练和医疗保健等多项服务设施。

3）老年公寓。老年公寓是专供老年人集中居住，符合老年人体能心态特征的公寓式老年住宅，具备餐饮、清洁卫生、文化娱乐和医疗保健等多项服务设施。

4）养老院或老人院。养老院或老人院是指专为接待自理老年人或综合接待自理老年人、介助老年人、介护老年人安度晚年而设置的社会养老服务机构，设有生活起居、文化娱乐、康复训练、医疗保健等多项服务设施。

5）护老院。护老院是指专为接待介助老年人安度晚年而设置的社会养老服务机构，设有生活起居、文化娱乐、康复训练、医疗保健等多项服务设施。

（2）养老机构的核心服务。养老机构的核心服务是同时提供“集中居住”和“照料服务”。康复护理、精神慰藉、文化娱乐等仅是延伸服务。养老机构包括光荣院、农村五保供养服务机构等，不包括城乡社区日间照料和互助型养老场所等。

2. 相关要求

《养老机构管理办法》第一章第七条规定：民政部门应当会同有关部门采取措施，鼓励、支持企业事业单位、社会组织或者个人兴办、运营养老机构。鼓励公民、法人或者其他组织为养老机构提供捐赠和志愿服务。

为了充分保障老年人群体的合法权益，《养老机构设立许可办法》第二十六条和《养老机构管理办法》第二十七条明确提出：养老机构若出现未依法履行变更、终止手续的或涂改、倒卖、出租、出借、转让设立许可证的，许可机关应当依法给予警告，并处以3万元以下罚款；构成犯罪的，依法追究刑事责任。养老机构暂停或者终止服务60日前，向实施许可的民政部门提交老年人安置方案，方案中应当明确收住老年人的数量、安置计划及实施日期等事项，经批准后方可实施。

3. 做好养老机构管理工作的具体措施

（1）建章立制，规范管理。通过不断建立和完善包括本机构质量方针、发展规划、组织结构、服务管理程序和过程、人事管理、财务管理、捐赠管理、安全管理和其他配套管理制度，达到机构管理和服务的最优化。争先创优，提高管理服务水平。养老机构创建之初就把规范化建设放在首位，可设立相关内设机构，如行政部、财务部、护理部、餐饮部、后勤部等，整体与部门加强联系，并把每个部门的每项工作、每个岗位、每个流程都制定规范，形成如岗位职责、工作程序、员工守则、奖罚制度、考勤制度等规章制度。有了完整的体系与制度，才能保障老年人的切身利益，才能更好地服务于老年人。

（2）明确责任，狠抓落实。养老机构应制定相关岗位责任制度，把岗位目标逐条细化分解到部门、班组和个人，使人人有责任，个个有任务，并要求工作期间个人有记录，楼层及老年人有认定，考核小组有审查核对，做到岗位有记录，服务有认定，日常考核与年终考核相结合。为便于老年人和家属监督，机构内应设有意见箱，还应将有关制度、工作流程和岗位职责上墙，公布于众，使老年人入住后，清楚应该享受哪些服务、要求是什么、取得什么效果。同时每月召开老年人生活委员会议，征求老年人对服务、管理等方面的意见和建议。为确保入住养老机构的老年人的安全，养老机构应该成立由主要领导牵头的安全生产领导小组，每年年初都与各部门签订相关安全责任书，每周召开一次安全生产例会。机构领导和各部门负责人轮流值夜班，处理突发事件，安排班长以上的人员负责机构内的安全值班，认真做好安全防范。每月安全生产领导小组成员利用半天的时间，带队对各处电梯、消火栓、电源、安全通道、自动消防控制系统管理进行全面检查，并将检查结果进行通报，不合格的限期整改。养老机构每年还应与公安、消防、“120”急救、电力抢修等部门联合举行消防演练、人员疏散、高空救援、电力抢修、伤员救治等，提高员工及入住老年人的消防自救能力和安全意识。

（3）真情服务，创树品牌。进一步提升养老机构的服务品质，以让老年人满意为最高目标，进一步做好膳食、护理、医疗、康复、娱乐等养护服务工作。根据老年人的身体特点，为老年人提供营养丰富、形式多样的膳食服务；根据住院老年人的生活自理能力和护理等级规范，科学地实施分级护理；加大医疗康复设施的资金投入力度，不断提高本机构突发疾病老年人的救治能力和医疗康复水平；根据不同老年人的身体状况，制定个性化的康复实施细则，建立老年人健康档案，为老年人提供规范化的保健康复护理服务。在提供规范化养老护理服务时要做到以下几点：

一是护理服务重细节。要求全体干部职工视老年人为亲人，一切从老年人的需要出发，以让老年人快乐、让家属满意为目标，坚持真情服务，周到服务。除按照工作流程和分级护理流程做好日常护理工作外，工作人员还必须根据老年人的身体条件、生活习惯等情况区别对待、掌握规律，有针对性地提供服务。对待生活能自理的老年人，在照顾好他们日常起居的同时，重点引导他们参加一些文体娱乐活动，丰富他们的生活；对待半自理的老年人，既要帮助他们进行适当的康复训练，又要确保他们独立活动时不出问题；对待不能自理的老年人，则采取 24 小时跟踪监护，提供细致入微的服务。在员工中广泛开展微笑服务活动，做到“热情主动、细致周到”，并认真落实“首问负责制”，使老年人的事情件件有着落，事事有回音。为解决好少数老年人心理上的一些障碍，养老机构可设立社工科，单设办公室，增配工作人员，有针对性地开展个案辅导和小组活动。社工工作的开展可以对缓解老年人的心理压力、调节老年人的情绪、融洽老年人之间的关系起到积极的促进作用。

二是餐饮服务重创新。吃得可口、吃得营养、吃得安全是老年人最关心的事情。养老机构的餐饮部门要配备多名三级以上厨师和营养师，在定期走访老年人的基础上不断推出新菜品、新花样，满足老年人多样化的需求。同时，养老机构应严格加强食品安全管理，使食品安全等级达到最高级——A 级。

三是精神服务重实效。为丰富、充实老年人的晚年生活，让他们在快乐中度过每一天，养老机构应建有老年大学，从社会上聘请专业人士任教，并尽可能多地吸引老年人参加到老年大学开设的课程中来。如开设手工制作、书画、计算机、健身、英语等多门课程，让更多的老年人参加老年大学学习。为帮助老年人树立正确的养生观念，应经常组织养生保健及心理健康讲座。节假日养老机构还可邀请文艺组织进行义务演出，使得养老机构月月有演出，天天有活动。

四是保健服务重质量。养老机构设有社区医疗服务站，与医保网络联网，聘请执业医师和多名护士为老年人提供基本医疗服务，使老年人医疗方便快捷。机构应设有康复中心，分设运动训练室和理疗康复室，配备专业的理疗康复师，专门为失能老年人提供康复和训练。

（4）开展活动，增进沟通。根据老年人的心理特点，积极开展精神赡养服务，定期组织老年人参加文化体育活动，开展各类知识讲座和健身活动，丰富老年人的文化生活；按照自愿量力的原则，鼓励老年人参加社会公益活动；积极与老年人开展心理交流和情感交流，鼓励老年人进行社会交往，为老年人提供必要的心理慰藉服务，消除老年人的心理障碍。

（5）把控物价，收费公正。规范执行养老机构的物价政策，坚持养老服务公益性的方向，严格规范执行物价部门的收费标准；实行养老机构收费的公示、公开制度，把物价部门关于养老机构的收费标准、收费项目、收费内容公布在醒目的位置，以便住院老年人、家属和社会监督；在调整老年人护理级别时，事先向老年人及其家属说明收费情况，让老年人及其家属放心。

（6）加强选举，有规有矩。加强民主管理制度，定期开展组织生活；定期组织老年人座谈，发挥老年人在养老机构管理中的建议、监督和促进作用；逐步形成养老机构内部的自我管理、自我服务、自我监督的良性机制，切实开展工作和发挥作用；促进养老机构管理的规范化、制度化、社会化。

（7）提升素养，打造队伍。养老机构应重视队伍的专业化建设，招收员工主要面向大中专院校护理专业毕业的学生，实行招考录用制度，应聘人员考试合格后，聘请专家教授对他们进行职业道德和专业技能培训，培训合格、三个月的试用期满、经考评合格他们才能正式上岗。对在岗员工，应经常组织学习党和国家的方针政策及有关法律、法规，鼓励参加专业技能培训，定期组织岗位练兵、知识竞赛和技术比武，从而不断提高广大员工的服务水平和处理突发事件的能力。养老机构要提出“一切为了老人、为了老人的一切”的服务理念。在员工中开展为民服务、创先争优等主题活动和大讨论、演讲比赛等；还应积极组织员工参加慈善公益活动，成立慈善义工站，号召员工加入慈善义工，组织站内义工为中心及周边老年人提供陪老年人聊天、读报，为老年人洗脚、剪指甲、理发，协助老年人做康复训练，为老年人演出、打扫卫生，到社区进行护理知识宣传等无偿服务。

（8）学习法律、法规，确保老年人利益。进一步强化法制意识，深入开展法制宣传教育，认真学习《老年人权益保障法》《社会福利机构管理暂行办法》等法律、法规及规章制度，不断提高和强化社会福利从业人员，特别是养老机构管理人员的法律素质和法律意识；要做好与老年人或家属签订服务合同工作，确保老年人的合法权益和机构自身的利益不受侵犯；聘请专业的法律顾问，不断提升依法办事的能力。

《养老机构管理办法》明确，养老机构应为老年人建立健康档案，提供生活照料、疾病预防、康复护理、精神慰藉、文化娱乐等服务，24小时值班。《养老机构管理办法》同时明确了监管部门的职责，民政部门将建立养老机构评估制度，定期对养老机构的人员、设施、服务、管理、信誉等情况进行综合评价，并建立对养老机构管理的举报和投诉制度。《养老机构管理办法》还明确，养老机构出现歧视、侮辱、虐待或遗弃老年人以及其他侵犯老年人合法权益行为，或未与老年人或其代理人签订服务协议，或者协议不符合规定等情况的，民政部门将责令其改正，情节严重的，处以3万元以下的罚款，构成犯罪的，将依法追究其刑事责任。

三、案例引导

1. 案例情境

张老太在养老院夜间突发心脏病，养老院在通知家属无果的情况下，采取紧急措施，将张老太送入医院急救，但是回天无力，张老太经抢救无效死亡。家属赶到现场后，认为是养老院没有及时发现张老太发病，致使张老太送救时间迟延，要求养老院承担赔偿责任。养老机构也无法提供可以证明自己免责的举证依据。

案例焦点：张老太在养老机构突发疾病，机构是否及时发现并恰当地采取了救治措施？

2. 案例分析

张老太入住机构前体格检查如已提示有冠心病，医护人员应时时予以关注，保证张老太在发病短时间内服用缓解病情的药物（如保心丸、硝酸甘油等），并能吸到氧气。发现张老太发病，在立即采取上述抢救措施的同时，报"120"紧急救护中心、通知监护人，整个过程（包括联系"120"的记录及电话呼叫张老太家属的时间等）应在张老太健康档案或住院病史中予以准确描述。本案例中养老机构已恰当地采取了抢救措施，并可请有关部门协助提供"120"电话记录和电信呼叫记录，则可因无过错而不必承担赔偿责任。

吸取教训：机构应重视护理员的业务能力培养，一位优秀的护理员应能掌握老年人常见病的观察要点，善于发现老年人常见病的发病先兆，知道老年人发病后在第一时间内如何处理，如何为接下来的抢救创造有利的条件。张老太家属赶到现场，认为是养老机构没有尽力而为，致使张老太送救时间迟延，机构又无法提供可以证明自己免责的证据，说明机构对整个抢救过程无完整的记录和资料，无法证明在第一时间内已采取的积极措施，因而使自己处于被动状态。养老机构内因老人自身的特殊原因，突发疾病的情况屡有发生，为应对千变万化的突发情况，机构应不断提高自身的管理服务水平，规范工作流程和工作制度，对老年人突发急病要有抢救预案，以尽可能规避机构的服务风险。

1. 为了促进养老服务业的发展，我国出台了哪些政策？
2. 养老服务标准的相关政策的要点有哪些？
3. 养老护理员学习《中华人民共和国消防法》的意义有哪些？